AF384459

CONTRIBUTION A L'ÉTUDE

DE LA

PLEURÉSIE PURULENTE

GRIPPALE

FORMES CLINIQUES ET TRAITEMENT CHIRURGICAL

PAR

Le Dr Félix JULIEN

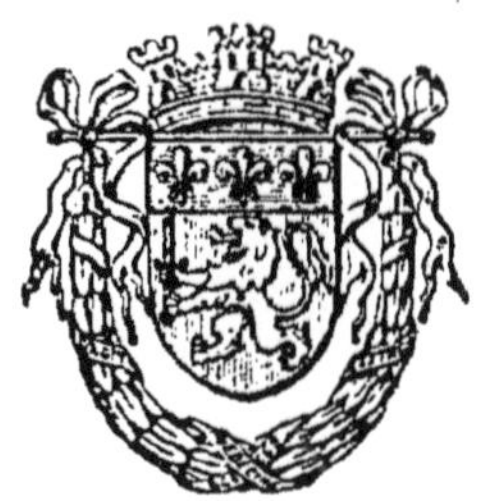

LYON

A. REY, IMPRIMEUR-ÉDITEUR DE L'UNIVERSITÉ

4, RUE GENTIL, 4

1919

8° T 97
d
1173

CONTRIBUTION A L'ÉTUDE

DE LA

PLEURÉSIE PURULENTE

GRIPPALE

FORMES CLINIQUES ET TRAITEMENT CHIRURGICAL

8° Td 37

1173

CONTRIBUTION A L'ÉTUDE

DE LA

PLEURÉSIE PURULENTE

GRIPPALE

FORMES CLINIQUES ET TRAITEMENT CHIRURGICAL

PAR

Le Dr Félix JULIEN

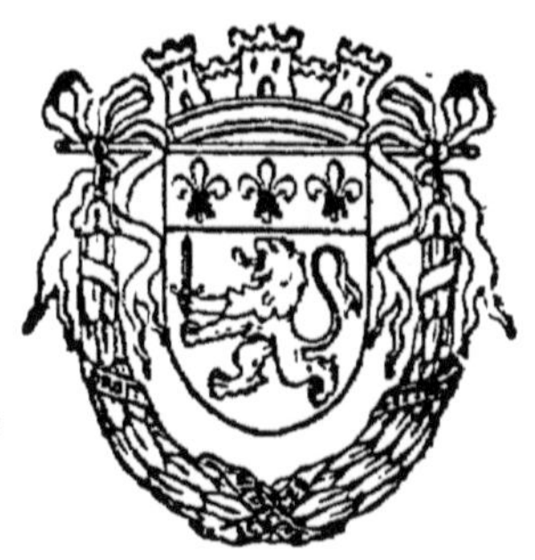

LYON

A. REY, IMPRIMEUR-ÉDITEUR DE L'UNIVERSITÉ

4, RUE GENTIL, 4

1919

A MA FIANCÉE

Faible témoignage de mon inaltérable tendresse.

A LA MÉMOIRE DE MA MÉRE

A MON PÉRE

Dont la vie tout entière fut pour nous un exemple de courage, de travail et de belle énergie.

Qu'il reçoive ici l'assurance de ma vive affection et de ma profonde reconnaissance pour tout ce qu'il a fait pour moi.

A MON FRÈRE

Capitaine au 333ᵉ **Régiment d'Infanterie,**
Chevalier de la Légion d'honneur.

En témoignage de mon affection et de ma profonde
admiration pour le fervent patriotisme, le noble courage et l'indomptable énergie dont il a fait preuve
pendant cette campagne, et principalement au cours
de sa longue et périlleuse évasion d'Allemagne en
août 1918.

A MES SŒURS

Les aimables compagnes de mes jeunes années.
Qu'elles soient assurées de ma fraternelle tendresse.

A mon Maître

Monsieur le Docteur GAYET

Professeur agrégé à la Faculté,
Chirurgien des Hôpitaux.

C'est lui qui nous inspira le sujet de cette thèse, et qui nous guida de ses sages avis et de ses bienveillants conseils.

Nous eûmes l'honneur d'être son externe en 1910, à la Croix-Rousse, et nous sommes heureux de l'occasion qui s'offre à nous de le remercier ici publiquement de la bienveillance qu'il nous a toujours témoignée, ainsi que des excellentes leçons qu'il nous prodigua.

A Monsieur le Docteur TIXIER

Professeur de Clinique chirurgicale.

Qui veut bien nous faire le grand honneur d'accepter la présidence de notre thèse, nous donnant une nouvelle preuve de la bienveillance qu'il nous a toujours témoignée lorsque nous fréquentions son service.

Qu'il soit assuré de notre bien vive gratitude.

A Monsieur le Docteur Auguste ROLLOSSON

Professeur de Clinique gynécologique.

Il nous reçut avec une grande bienveillance quand nous vînmes dans son service comme externe en 1910, et nous prodigua ses précieux enseignements. Nous conservons le meilleur souvenir du temps passé dans son service et sommes heureux de lui témoigner notre vive reconnaissance.

A Monsieur le Docteur LYONNET

Médecin des Hôpitaux.

C'est lui qui nous initia le premier à l'examen du malade alors que nous étions tout jeune étudiant : il nous a donné de nombreuses preuves de sa bienveillance et de sa grande bonté, particulièrement dans des circonstances douloureuses pour nous. Qu'il reçoive l'assurance de notre profonde reconnaissance.

A MES AUTRES MAITRES
de la Faculté et des Hôpitaux.

A MES AMIS

CONTRIBUTION A L'ÉTUDE

DE LA

PLEURÉSIE PURULENTE

GRIPPALE

FORMES CLINIQUES ET TRAITEMENT CHIRURGICAL

INTRODUCTION

Nous venons de traverser, au cours de ces derniers mois, une des plus formidables épidémies observées dans l'histoire de la grippe.

Les récentes hécatombes dues à cette maladie ont remis à l'ordre du jour l'étude de ses causes, des innombrables formes qu'elle peut revêtir, ainsi que des complications qui lui font fréquemment cortège.

Depuis fort longtemps, et sous des noms très divers, dont les plus connus et les plus récents sont ceux de grippe et d'influenza, cette affection a donné lieu à d'intéressants travaux et suscité de patientes recherches et de nombreuses discussions.

D'aucuns, frappés de son aspect un peu imprécis et de son allure protéiforme, ont purement et simplement nié son existence. On connait la fameuse définition de Broussais :

« Grippe, invention des gens sans le sou et des

médecins sans clients, qui, n'ayant rien de mieux à faire, se sont amusés à créer ce farfadet... »

Aujourd'hui, cette existence est admise par presque tous les auteurs, malgré les difficultés considérables qu'ont eu les bactériologistes à fixer un microbe spécifique de cette affection.

Nous n'avons pas la prétention de faire ici l'histoire de la grippe et des nombreuses épidémies qui en ont été enregistrées depuis plusieurs siècles. D'autres, plus compétents que nous, se sont donné cette tâche, et c'est un sujet trop vaste pour pouvoir tenir dans les limites de notre humble travail.

Ainsi que nous l'avons déjà dit, l'influenza revêt les formes les plus diverses. A côté de la forme banale à symptômes vagues et qui semblerait justifier la définition de Broussais, on peut enregistrer trois formes habituelles; une forme thoracique, une forme gastro-intestinale, et une forme nerveuse.

D'une façon générale, ces différentes formes ne sévissent pas avec la même violence au cours d'une épidémie déterminée : l'une d'elles est ordinairement prédominante, bien que n'excluant pas absolument les autres.

L'épidémie que nous venons de traverser et qui ne semble pas encore terminée, nous a présenté surtout des grippes à forme thoracique, avec toute la série de leurs complications pleuro-pulmonaires.

Une de ces complications paraît avoir eu un rôle particulièrement fréquent dans cette dernière épidémie : c'est la *pleurésie purulente*.

Sa fréquence, comme complication de l'influenza, a

été maintes fois signalée et, en 1890 particulièrement, Laveran en avait noté et observé de nombreux cas, et ce chirurgien pratiqua à cette époque quatre opérations de l'empyème en six jours, alors que sévissait à Paris l'une des plus fameuses épidémies de grippe.

Au cours de l'épidémie actuelle, l'opération de l'empyème est devenue une intervention presque quotidienne, et les récents travaux effectués par M. le professeur Bérard et son élève, M. le Dr Dunet, sur le drainage des épanchements purulents de la plèvre, ainsi que les constatations et communications faites par de nombreux chirurgiens sur divers modes de traitement de cette affection, nous montrent que les observations n'ont pas fait défaut.

Notre maître, M. le professeur agrégé Gayet, a eu l'occasion de soigner une cinquantaine de malades atteints de pleurésie purulente consécutive à la grippe; il a donc pu faire une étude très approfondie, tant au point de vue clinique qu'au point de vue du mode de traitement à appliquer dans la majorité des cas.

Nous allons essayer de résumer ici les constatations faites par notre Maitre et les déductions qu'il en a tirées, ainsi que les excellents résultats qu'il a obtenus.

Nous apportons à l'appui de nos dires, une quarantaine environ des observations que nous avons pu recueillir parmi les cinquante précitées.

Les changements fréquents dans le personnel hospitalier, et même parmi les chefs de service, nous ont rendu impossible la réunion totale de ces cinquante observations.

Nous avons cru devoir joindre à ces observations

quinze observations que nous devons à l'obligeance de M. le D' Violet, et qui nous montrent quelques bons résultats obtenus par un procédé analogue à celui qu'adopta notre Maître chez la plupart de ses malades.

Nous allons étudier ici :

1° *L'étiologie de la pleurésie purulente grippale;*
2° *Ses formes cliniques;*
3° *Le pronostic de cette affection;*
4° *Enfin et surtout son traitement chirurgical.*

CHAPITRE PREMIER

ÉTIOLOGIE

L'étude de l'étiologie de la pleurésie purulente grippale nous ramène aux nombreuses discussions sur l'étiologie de la grippe.

La nature contagieuse de l'influenza, longtemps discutée depuis plusieurs siècles, paraît à peu près généralement acceptée aujourd'hui : les discussions qui existent encore à cet égard ont trait surtout au mode de contagion.

« Les grandes épidémies de grippe, dit le professeur A. Netter, ont, dans chaque localité, une durée variable qui paraît surtout dépendre de l'importance de cette localité et des relations plus ou moins intimes de ses habitants. »

Cette assertion paraît s'être vérifiée au cours de l'épidémie que nous venons de traverser : la durée de l'épidémie a été notablement plus considérable dans les grands centres que dans les localités d'importance moindre.

« La diffusion si générale et si prompte de la grippe, dit le même auteur, s'explique sans doute par divers facteurs dont les principaux sont la virulence extrême du contage, la faible atteinte portée à la santé de beaucoup de sujets infectés qui continuent à circuler, la persistance du contage chez les convalescents et la réceptivité à peu près universelle. »

Quelques auteurs ont incriminé les modifications physiques et chimiques de l'atmosphère et les vicissitudes météorologiques. Au cours de la récente épidémie, il ne paraît pas que ces causes aient pu jouer un rôle prépondérant.

Les phénomènes météorologiques peuvent avoir une certaine influence sur le développement de la maladie; mais elles semblent agir surtout comme des causes prédisposantes. Encore ne sont-elles pas au premier rang de ces dernières. Plus importantes paraissent être à cet égard, l'affaiblissement de l'organisme par une affection chronique quelconque, la fatigue, les privations de toutes sortes.

Toutes ces causes favorisent, ce n'est pas douteux, l'éclosion de l'influenza et de ses principales complications.

Depuis longtemps des recherches ont été faites au sujet de l'agent pathogène de la grippe. L'une des principales épidémies, celle de 1889-1890 a fourni un terrain d'expériences considérable.

A cette époque, Klebs signala l'existence d'un hématozoaire qui ne fut retrouvé par personne.

Ribbert, Finkler, Vaillard et Vincent attribuèrent le rôle principal à un streptocoque assez semblable à celui de l'érysipèle.

Pour Weichselbaum et quelques autres, le microbe

de la grippe serait un coccus lancéolé, encapsulé, ayant beaucoup de caractères du pneumocoque.

Tous les microbes décrits par les différents auteurs ont été rencontrés à l'état normal dans la bouche de sujets sains. On arrivait donc à la conclusion suivante, formulée par le professeur Netter : que la grippe s'accompagne d'un renforcement de la virulence des agents microscopiques qui habitent normalement le nez, la bouche et le pharynx. On avait ainsi une explication satisfaisante des innombrables complications de la grippe.

Mais en 1892, Pfeiffer donne la description d'un microbe qui paraît bien être l'agent pathogène spécifique de l'influenza.

Après lui, Teissier, Roux et Pittion ont signalé un microbe polymorphe qui se présenterait dans l'urine sous la forme d'un diplocoque encapsulé mobile et dans le sang en chainettes immobiles.

Le microbe décrit par Pfeiffer est plus généralement admis aujourd'hui comme l'agent spécifique de la grippe.

Or, si l'on a retrouvé fréquemment le bacille de Pfeiffer chez des malades atteints de grippe ; il est par contre bon nombre de complications nettement imputables à cette affection, où l'on recherche en vain ce microorganisme.

C'est ainsi que dans la plupart des épanchements purulents de la plèvre nettement consécutifs à une influenza, on n'a retrouvé le plus souvent aucune trace du microbe de Pfeiffer, et ces complications semblaient plutôt se rattacher à une exacerbation de la virulence des germes normalement contenus dans la cavité buccale.

En somme, dans presque tous les épanchements examinés au microscope, on a signalé la présence de cocci prenant le Gram et que les cultures montraient être des streptocoques. Parfois ces streptocoques étaient associés au pneumocoque ou au staphylocoque, mais on a très rarement signalé le bacille de Pfeiffer.

Les pleurésies purulentes d'origine grippale, dit M. le Dr Violet dans un rapport au sujet des quinze malades soignés par lui à l'Hôpital complémentaire n° 11, à Grenoble, et dont nous reproduisons plus loin les observations, ces pleurésies, dit-il, semblent être le plus souvent des pleurésies associées à des phénomènes pulmonaires concommitants : bronchite, bronchite diffuse, broncho-pneumonie, avec expectoration purulente, râles humides, dyspnée, asphyxie.

On a l'impression qu'il s'agit d'une infection de l'arbre respiratoire avec réaction de la séreuse qui pouvait être tantôt séreuse, tantôt séro-purulente, tantôt franchement purulente et que, dans bien des cas, la réaction pleurale n'est qu'un épiphénomène, tandis que dans d'autres elle passe au premier plan.

Nous n'avons pu nous procurer les résultats de l'examen bactériologique du pus de tous nos malades, mais nous en possédons un certain nombre bien établis par le laboratoire.

Sur 19 des malades opérés par notre maître et dont nous avons pu avoir le résultat de l'examen bactériologique :

Dans 7 cas, on n'a retrouvé que du streptocoque ;

Dans 3 cas, des staphylocoques ;

Dans 3 cas également, une association de staphylocoques et de streptocoques ;

Dans 6 cas enfin, on a retrouvé le pneumocoque associé au streptocoque.

On voit donc que le microbe dominant est le *streptocoque.*

Cette constatation nous a été confirmée par M. le Dr Violet, qui a retrouvé le streptocoque chez presque tous les malades opérés par lui.

C'est également l'opinion de M. le Dr A. Lacassagne (*Journal médical français*, janvier 1919).

CHAPITRE II

SYMPTOMATOLOGIE ET FORMES CLINIQUES

La symptomatologie de la pleurésie purulente d'origine grippale est aussi imprécise que celle de la grippe elle-même. Elle se ressent de l'allure capricieuse de l'affection originelle, et il est bien difficile d'en faire un tableau qui puisse s'appliquer exactement à tous les cas.

Tantôt il s'agit d'un malade qu'on amène à l'hôpital dans un état de dyspnée extrême, avec une température souvent fort élevée et un aspect indiquant une profonde infection.

Souvent ce malade a traîné pendant une huitaine de jours, quelquefois même davantage, avec un léger malaise. Puis brusquement, en une nuit, en quelques heures, son état s'est aggravé et est arrivé au point où on le voit au moment de son hospitalisation. On examine ce malade, on l'ausculte et l'on trouve le plus souvent des phénomènes graves : broncho-pneumonie, pneumonie, congestion pulmonaire, avec, à l'une des bases, une zone plus ou moins nette et plus ou moins étendue de matité, avec aussi une diminution ou une abolition des vibrations thoraciques. L'oreille perçoit un souffle plus ou moins intense à timbre généralement élevé ; on constate en outre un peu d'égophonie et un silence respiratoire souvent peu net par suite des nombreux râles sous-jacents. Quelquefois aussi on peut noter une infiltration de la paroi et légère voussure correspondant à l'épanchement.

On pratique alors une ponction exploratrice qui ne ramène parfois aucun liquide.

On observe le malade pendant quelques jours : son état restant mauvais et les signes étant sensiblement les mêmes, on tente une nouvelle ponction qui, cette fois, ramène du pus.

C'est, au milieu de la symptomatologie de ces complications grippales, le seul élément certain de diagnostic.

Tel est le tableau clinique que nous présentent les les observations ci-après :

Observation I

B..., Louis, dix-sept ans, employé de l'O.-T.-L. Entré le 7 novembre 1918 dans le service de M. le Dr Bret, pour céphalées, courbatures, état grippal.

A. P. — Rougeole il y a cinq ans. Bonne santé habituelle. Pas d'antécédents héréditaires.

L'affection actuelle a débuté il a huit jours. Le malade est rentré chez lui après des courses sous la pluie, il a ressenti un frisson accompagné de céphalée. Le lendemain, il n'a pu se lever et, depuis, reste couché.

Le malade a eu, à plusieurs reprises, des vomissements et, à l'entrée, une légère épistaxis.

A l'entrée : rougeur de la face et des pommettes; pas de cyanose. T. : 40° 2. Dyspnée très marquée.

Poumons. — Sonorité normale à gauche. Matité à la base droite. Respiration rude et ronflante à gauche.

Au poumon droit : râles et souffle tubaire très marqué, occupant le tiers moyen et entouré de râles sous-crépitants.

Rien au cœur.

Pas d'albumine.

Crachats muco-purulents, safranés.

Le 8 novembre, on pratique une ponction exploratrice à droite, ponction qui ramène un liquide séro-purulent.

Dans la moitié inférieure de l'hémithorax droit, en arrière et latéralement, une zone de matité absolue au niveau de laquelle on perçoit un fort souffle tubaire.

Herpès labial. Pouls à 82 très dicrote. Tension : 90/60.

Le 17 novembre, poussée thermique (41° 2). La température tombe le matin à 38 degrés, mais, pendant trois soirs consécutifs, elle atteint les environs de 41 degrés.

Le 23 novembre 1918, M. le Dr Gayet pratique une pleurotomie avec résection costale (liquide renfermant des pneumocoques et des streptocoques). On installe un tube de Cavaillon.

La température tombe par oscillations graduellement descendantes. Au bout de huit jours, on change le mode de drainage (drain de Delagenière).

Le malade est guéri le 15 décembre 1918.

OBSERVATION II

(Cette observation a été rédigée par M. le Dr Matarangas, faisant fonction d'interne à l'hôpital Saint-Pothin.)

F..., Jean, quinze ans. Entré le 25 décembre 1918 à l'Antiquaille (salle A. Coffin). Début brusque de la maladie il y a quinze jours. A l'entrée, T. : 39°8. Gros disque d'albumine.

Auscultation : signes d'épanchement à la base droite, souffle tubaire à la pointe de l'omoplate.

Du côté gauche, congestion de la base.

Le lendemain, la température est à 40°4 ; les signes d'auscultation sont les mêmes. On fait une ponction exploratrice qui reste blanche.

Le 28 décembre, la température est toujours à 40°4 le soir, a 39°2 le matin. Mêmes signes d'auscultation.

Vu la dyspnée intense, on procède à une deuxième ponction au même niveau que la première : elle est encore blanche.

Du 28 décembre au 5 janvier, la température varie de 38°6 à 40 degrés. Les signes d'épanchement augmentent, le souffle tubaire persiste.

Une troisième ponction au-dessous des deux premières donne un liquide épais et purulent.

A cause de l'heure tardive, on ajourne l'intervention au lendemain, mais le soir une crise de dyspnée intense oblige l'interne du service à procéder à l'évacuation partielle du liquide par une thoracentèse simple. On retire 800 grammes environ de pus d'une odeur putride. La dyspnée diminue alors et le malade se trouve momentanément soulagé.

Le lendemain, 6 janvier 1919, avant d'envoyer le malade dans le service de M. le Dr Gayet, on procède à un examen du liquide qui contenait des staphylocoques et des streptocoques.

M. le professeur agrégé Gayet pratique, le 6 janvier, une pleurotomie avec résection totale et drainage avec le tube de Cavaillon : la pleurotomie évacue encore 100 grammes de liquide environ.

Le 26 janvier, le tube fonctionnait bien depuis l'intervention.

Le 27 janvier, une ascension thermique annonce une rétention.

Le 30, M. le Dr Gayet décide l'incision d'une poche bien enkystée par de nombreuses adhérences et qui bombe vers l'hypocondre droit.

Le malade est, actuellement, parfaitement guéri.

Observation III
(Observation de M. le Dr Matarangas)

M..., Antoine, trente-huit ans. Entré à l'Antiquaille (salle A. Coffin) le 22 octobre 1918. A l'entrée, très mauvais état général, malade asphyxique, extrémités froides, pouls filiforme. T. : 40°2. Gros disque d'albumine.

Auscultation : large foyer de pneumonie à la base droite, la moitié inférieure du poumon droit donne des signes d'hépatisation. On fait un abcès de fixation et une injection intraveineuse d'électrargol.

Le lendemain, la température reste à 40°4, mêmes signes à l'auscultation. On administre de l'oxygène.

Le 24 octobre, on constate des frottements à la base droite ; le souffle persiste.

Le 25 octobre, silence respiratoire à la base droite, matité de bois.

Le 27, on fait une ponction exploratrice qui ramène un liquide purulent.

Le lendemain étant un dimanche, et l'état du malade paraissant moins grave, on remet au lundi son transfert chez M. le Dr Gayet.

Mais le lendemain, un accès de dyspnée intense oblige l'interne du service à pratiquer une thoracentèse par laquelle il évacue environ trois-quarts de litre de liquide séro-purulent contenant des staphylocoques.

Le 30 octobre, M. le professeur agrégé Gayet fait une pleurotomie avec résection costale suivie de drainage au tube de Cavaillon.

La température tombe aussitôt après l'intervention et le malade va s'améliorant.

Le 10 décembre, on remplace le premier tube par un

drain de Delagenière. La température se maintient à 37°5.

Le 29 décembre, on enlève le dernier drain et le malade sort le 10 janvier, complètement guéri.

OBSERVATION IV

B..., Suzanne, vingt-deux ans. Entrée le 6 décembre 1918. La malade souffre d'un point de côté droit violent, tousse, a de la température.

A l'examen, on trouve un souffle lointain de la partie moyenne du poumon droit. Matité absolue. On fait une ponction exploratrice et on retire un peu de liquide séreux, légèrement louche. T. : 39°5.

Le 10 décembre, respiration très soufflante de la base gauche et de la base droite. T. : 40°5.

Le 12 décembre, nouvelle ponction exploratrice donnant un liquide franchement purulent. Examen microscopique : streptocoques.

Pleurotomie par M. le Dr Gayet. On évacue deux litres de liquide. Drainage avec le tube de Cavaillon.

Le 13 décembre, pas de dyspnée. T. : 40°5.

Le 14, T. : 40 degrés.

Le 17, T. : 38°5.

Le 19, douleur de la jambe droite. T. : 40°2.

Le 22, phlébite de la jambe droite, mise en gouttière.

Le 23 janvier 1919, on enlève le tube de Cavaillon pour le remplacer par un drain de Delagenière.

Le 27 janvier on ne laisse plus qu'une simple mèche.

Le 5 février, la malade est complètement guérie.

A côté de ces cas, il en est de beaucoup plus insidieux où la pleurésie purulente est diagnostiquée à la faveur d'examens fréquents nécessités par d'autres lésions en évolution, sans que l'attention ait été spécialement attirée de ce côté par un changement dans l'état général du malade pouvant faire supposer l'existence d'une suppuration pleurale.

Parfois, aussi, c'est la persistance de la température chez un malade qui paraît n'avoir aucune lésion, qui incite le médecin à un nouvel examen. Dans ces cas encore, des symptômes objectifs sont fréquemment réduits à la matité plus ou moins nette à l'une des bases, avec une diminution des vibrations thoraciques et un souffle d'intensité très variable.

Les autres signes d'épanchement font fréquemment défaut. La ponction exploratrice fixe généralement le diagnostic. C'est ce que nous constatons chez les malades suivants :

Observation V

P..., Charles, dix-sept ans. Entré le 18 septembre 1918. pour grippe, pneumonie grippale bilatérale.

Le 24 septembre. — Poumon gauche : sonorité sur toute la hauteur. Souffle tubaire dans le tiers inférieur sans râles nets. Quelques râles au-dessus.

Poumon droit : sonorité meilleure qu'à gauche. Râles dans tout le lobe inférieur, sous-crépitants fins et moyens. Dans le tiers supérieur, râles de tous calibres et sonores, sans souffle, type de râles cavernuleux ou de dilatation bronchique et de broncho-pneumonie. Expectoration presque nulle, crachats rouillés au début.

Le 29 septembre. — Le foyer gauche est en résolution.

A la base droite, large foyer crépitant avec souffle pseudo-pleurétique.

Le 15 octobre. — Base droite : quelques râles crépitants fins, souffle inconstant.

Basse gauche : grosse amélioration, on a encore du souffle et des râles pseudo-cavitaires.

Le 22 octobre. — Une ponction du côté droit ramène une goutte de pus vert (pneumocoques et streptocoques).

Le 25, on pratique une thoracotomie suivie de drainage au tube de Cavaillon.

Le malade a guéri sans nouveaux incidents à la fin de novembre.

OBSERVATION VI

G..., Marie, seize ans. Entré le 7 octobre 1918 pour un abcès appendiculaire : la crise d'appendice datant du 3o septembre.

La température baissant sensiblement, on ajourne l'intervention. Diète. Repos absolu. Glace sur le ventre.

La température devient normale.

Le 29 octobre. — On tente l'intervention. On a de la difficulté à trouver l'appendice complètement replié sous le cæcum et adhérent à lui.

Peu après l'intervention, la température s'élève, en même temps, la malade commence à se plaindre de dyspnée son visage se congestionne et, le troisième jour, elle présente tous les symptômes d'une congestion pulmonaire.

On applique des cataplasmes et des ventouses.

Le 2 novembre, la matité de la base droite et une ponction exploratrice positive (liquide citrin, légèrement trouble, renfermant des pneumocoques et des streptocoques) invitent à pratiquer une pleurotomie.

Après résection de la côte et directement à travers le feuillet pleural, on fait une nouvelle ponction qui ne ramène aucun liquide. On ne poursuit pas l'intervention.

Le 4 novembre, une nouvelle ponction positive fait qu'on termine l'intervention commencée. On draine avec le tube de Cavaillon par lequel s'écoule une abondante quantité de pus.

Malgré cette intervention, la température reste aux environs de 40 degrés ; le liquide purulent s'écoule bien par le tube, la dyspnée et la congestion de la face persistent. L'examen de l'autre poumon ne révèle aucun symptôme précis.

La malade succombe le 6 novembre, littéralement asphyxiée. La vérification montre du côté gauche un léger épanchement séreux. La base gauche est très congestionnée et présente des noyaux de broncho-pneumonie, s'étendant jusqu'à mi-hauteur du poumon.

La plaie opératoire pour l'appendicectomie était complètement fermée et on ne constate aucune réaction péritonéale.

OBSERVATION VII

D..., Marcelle, vingt ans. Entrée le 14 octobre 1918 pour broncho-pneumonie double, avec hépatisation de la base droite.

T. : 38°5, 39°2.

Le 7 novembre, on constate à la base droite, une zone de matité avec souffle et abolition des vibrations.

On ponctionne et on ramène un liquide séro-purulent.

Le 9 novembre, la malade est transférée dans le Service de M. le Dr Gayet pour y être opérée.

Pleurotomie avec résection costale le jour même.

La température est tombée rapidement après l'intervention et a présenté vers le 20 novembre une recrudescence qui a cédé rapidement.

La malade est actuellement entièrement guérie.

OBSERVATION VIII

R..., Albert, 54e d'artillerie. Entré à Desgenettes le 10 octobre 1918, venant de l'hôpital 54 à Saint-Fons, où il était en traitement pour : fièvre, douleurs.

Le malade est dans le service auxiliaire pour faiblesse générale. Affecté d'abord au 30e bataillon de chasseurs alpins, puis au 54e d'artillerie (atelier de Vénissieux).

Hospitalisé à l'Hôtel-Dieu pour vomissements, puis à l'hôpital 54 depuis fin septembre 1918.

T. : 37°1, 38°2.

Serait malade depuis un mois et demi. Violentes douleurs lombaires avec irradiation en ceinture. Aurait eu une série de frissons.

Dans tout le côté gauche, en avant et en arrière, du haut en bas, matité, suppression des vibrations, égophonie, souffle doux au-dessous du mamelon.

Le cœur est considérablement dévié : la pointe bat un peu au-dessous du mamelon droit. Le pouls est régulier et assez bien frappé.

Le foie ne déborde pas les fausses côtes.

Pas d'albumine.

Le 22 octobre, une ponction exploratrice ramène un liquide nettement purulent. Le malade est évacué en chirurgie (Service de M. Gayet). Le même jour, intervention : incision, résection costale. Pleurotomie. On place un tube de Cavaillon.

Le 9 novembre, on enlève le tube de Cavaillon qui est remplacé par le drain de Delagenière. Le malade se lève à cette date et va très bien.

Le 21 novembre le malade est considéré comme guéri.

OBSERVATION IX

V..., Benoît, dix-sept ans. Entré le 11 octobre. Malade depuis quatre jours. On fait le 13 un abcès de fixation qui fut incisé le 17 octobre.

Le 23 octobre. — Matité de la base droite. On ponctionne et on retire du pus dont l'examen montre du streptocoque hémolytique.

Le 26 octobre. — Thracotomie, résection costale. On installe un tube de Cavaillon.

Le 6 novembre, on remplace le tube de Cavaillon par un drain de Delagenière.

Le malade est guéri à la fin de novembre.

Il est d'autres cas où la pleurésie purulente se maniteste en pleine convalescence comme une véritable rechute de l'influenza.

Depuis plusieurs jours, le malade qui était grippé, est revenu à une température presque normale et, la plupart des symptômes de grippe se sont amendés. On considère le malade comme guéri, et, brusquement, en pleine convalescence, on voit la température remonter ; le malade pris de frissons devient rapidement dyspnéique et se remet au lit.

A l'examen, on trouve une zone de matité en un point du thorax : les vibrations sont diminuées ou abolies, quelquefois on a un peu d'égophonie. En un mot, on retrouve les signes physiques déjà mentionnés. On ponctionne une ou plusieurs fois et on retire un liquide dont la nature établit le diagnostic,

Citons ici quelques exemples de cette forme :

OBSERVATION X

L..., Henri, soldat au 158e d'infanterie. Grippe grave (insuffisance et rétrécissement aortique).

Etait en voie de réforme.

Complications grippales. Broncho-pneumonie gauche, pneumonie droite. T. : 41 degrés.

Entré à l'hôpital complémentaire, n° 14, à Ecully (Rhône) le 22 octobre 1918. Signes de broncho-pneumonie gauche (râles humides, sifflements, broncho-phonie, fièvre élevée).

Expectoration muco-purulente.

Cinq jours après l'entrée, on note un foyer de pneumonie droite (râles crépitants, crachats rouillés).

Double souffle de la base du cœur. Congestion pulmonaire de la base droite. Congestion pulmonaire gauche.

Pouls à 68, intermittent.

Le malade se rétablissait et la température tombait ; mais à ce moment, il accuse un point de côté à droite et sans que la température se relève.

Cataplasmes, injection d'huile camphrée pendant quinze jours.

20 centigrammes de caféine pendant six jours.

Quatre injections de sérum isotonique de 5oo grammes.

Ballon d'oxygène pendant six jours.

Le 22 novembre 1918. — Une ponction exploratrice révèle la présence de pus dans la plèvre droite.

Le malade est envoyé à Desgenettes à cette date et subit le jour même une pleurotonie avec résection costale, suivie d'un drainage avec le tube de Cavaillon.

Examen du liquide le 25 novembre 1918 : liquide purulent, éléments leucocytaires déformés, cocci en diplo, parfois en chaînettes de trois ou quatre éléments. Gram +. Culture, *streptocoques hémolytiques*.

Le malade est mort le 6 décembre 1918.

OBSERVATION XI

P..., Mathieu, 14e section d'infirmiers militaires. Entré, le 14 octobre 1918, pour grippe de forme grave.

Traité par deux injections de térébenthine, plusieurs injections d'huile camphrée.

Le malade est arrivé, à l'hôpital des Minimes, convalescent.

Brusquement, le 30 décembre, poussée thermique avec apparition de phénomènes pulmonaires.

Le 1er janvier, ponction exploratrice, à la base droite, qui reste blanche.

On retire l'aiguille ; mais en repoussant le piston de la seringue, on voit sourdre à l'extrémité de l'aiguille une goutte de pus trop épais pour pénétrer jusque dans la seringue.

Dans la nuit du 2 au 3 janvier, le dyspnée s'accentue, l'expectoration est abondante.

Le malade est envoyé à Saint-Pothin dans le Service de M. le Dr Gayet.

A l'entrée : submatité de la base droite jusqu'à la pointe de l'omoplate.

Pas d'égophonie, sauf entre la Ve et la VIe côte. Pas de souffle.

Ponction exploratrice négative.

Le 21 janvier. — On entend la respiration jusqu'à la base avec frottements de retour.

Le 28 janvier. — Persistance de la dyspnée, tachycardie, matité.

Ponction exploratrice : 4 à 5 centimètres cubes de pus.

Le malade qui était revenu aux Minimes est de nouveau envoyé à Saint-Pothin, le 1er février 1919.

Le 9 février. — Nouvelle ponction ramenant du pus verdâtre bien lié.

Pleurotomie avec résection costale. On évacue un litre de liquide purulent.

Le malade se sent immédiatement soulagé.

Tube de Cavaillon.

Le 21 février, dans le bocal, on ne voit plus qu'un léger nuage de pus. Pas de température.

Examen du pus : pneumocoques et streptocoques.

OBSERVATION XII

M..., Charlotte, sept ans. Pleurésie purulente droite, au moment de la convalescence de la grippe.

Gros épanchement droit.

Opérée le 11 septembre 1918. Tube de Cavaillon.

Le 19, tube de Delagenière.

La petite malade est sortie guérie le 15 octobre 1918.

OBSERVATION XIII

V..., étant au Collège, est porté malade à l'infirmerie pour grippe.

Défervescence, puis reprise de température.

Le Dr Pétouraud, qui soigne le malade appelle le Dr Lyonnet.

Une ponction exploratice ramène du pus.

On fait appeler M. le Dr Gayet qui pratique à l'Infirmerie même du Collège, et sous anesthénie locale, une pleurotomie avec résection de la Xe côte.

Tube de Cavaillon pendant cinq jours.

Puis tube de Delagenière.

Le malade, qui s'est levé le dixième jour, a eu son dernier drain retiré.

Le quinzième jour, il part pour la campagne d'où il a donné les meilleures nouvelles depuis.

Enfin, nous citerons encore un certain nombre de cas où l'on a assisté à l'installation progressive de l'épanchement purulent (frottements, avec matité, d'abord légère qui s'accentue peu à peu : diminution, puis abolition des vibrations thoraciques, éhophonie ; dyspnée, température à grandes oscillations indiquant une suppuration).

Là encore la ponction confirme le diagnostic.

OBSERVATION XIV
(Observation de M. le Dr Matarangas).

C..., Hortense, vingt-trois ans. Entrée à l'Antiquaille (salle Bernard) le 4 octobre 1918.

Début brusque de la maladie depuis trois jours.

A l'entrée, T. : 40°2, petit disque d'albumine.

L'ensemble des signes cliniques fait penser à un début de grippe.

A l'auscultation, on trouve des râles de bronchite diffuse.

Du 4 au 8 octobre, les signes d'auscultation sont les mêmes ; la température oscille entre 38°5 et 39°5.

Le 9 octobre, la température monte à 40°4 ; point de côté gauche, râles crépitants à la base gauche, dyspnée. On administre l'oxygène.

Du 11 au 15 octobre, le foyer persiste ; l'état général est mauvais, on fait une injection intraveineuse d'électrargol (2 centimètres cubes).

Le 16 octobre, point de côté violent à gauche, on trouve un souffle tubaire intense. On continue l'électrargol.

Le 18 octobre, frottements à la base gauche, matité légère.

Le 21, matité plus accentuée de la base gauche. T. : 39°5. Dyspnée.

On procède à une ponction exploratrice qui ramène un liquide séro-purulent.

Examen de liquide : staphylocoques en assez grande quantité.

Le malade est transféré chez M. le Dr Gayet qui pratique une pleurotomie avec résection costale, suivie de drainage, au moyen du tube de Cavaillon. La quantité de pus retirée au moment de l'intervention était d'environ 600 grammes.

Du 21 octobre au 5 novembre, le tube fonctionne normalement, la température oscille entre 37°8 et 38°2. L'état général est satisfaisant.

Le 6 novembre, on remplace le premier tube par un drain de Delagenière.

Le 23 novembre, la plaie est presque fermée, la quantité de pus est insignifiante.

Le 6 décembre, la malade sort de l'hôpital complètement guérie.

OBSERVATION XV

(M. le Dr Matarangas).

M..., Jeanne, vingt ans. Entrée à l'Antiquaille (salle Bernard) le 15 octobre 1918.

Début six jours auparavant.

A l'entrée, T. : 39°7. Albumine. Signes généraux de grippe. Congestion de la face droite.

Le 16 octobre, T. : 38°1, souffle à la base droite, entouré de râles sous-crépitants.

Le 20 octobre, le souffle persiste, on entend en outre des frottements à la même base.

Le 23, matité de bois à la base droite. La température reste voisine de 38 degrés.

Le 25, la matité augmente, pas de dyspnée, mais la température monte brusquement à 39 degrés.

A cause de cette ascension brusque et de la persistance des signes d'épanchement, on fait une ponction exploratrice qui ramène un liquide séro-purulent.

L'examen de ce liquide montre la présence de chaînettes de streptocoques, et de staphylocoques.

Le soir même, la température monte à 40°5 et le lendemain on envoie le malade dans le Service de M. le professeur Gayet qui pratique une pleurotomie avec résection costale.

La quantité de pus évacuée est de 400 grammes.

Le lendemain, la température tombe à 38 degrés et se maintient là jusqu'au 6 décembre, date à laquelle on change le mode de drainage.

Jusqu'au 24 décembre, la température reste entre 37°2 et 37°8.

Le 25 décembre, la plaie ne suppure presque plus et, le 6 janvier, la malade quitte l'hôpital complétement guérie.

OBSERVATION XVI
(Dr Matarangas).

F..., Elise, quarante ans. Entrée à l'Antiquaille (salle Bernard) le 23 septembre 1917, pour eczéma des mains.

Le 3 octobre, l'eczéma est presque guéri et la malade devait sortir le 6 octobre. Mais, à cette date, elle se réveille avec un mal de tête violent et, peu après elle ressent une série de frissons.

Le 7 octobre, on constate les signes d'un début de grippe.

Le 8 octobre, T. : 39°4, râles sous-crépitants dans l'aisselle droite.

On fait un abcès de fixation.

Le 10 octobre, T.: 40°6, point de côté très violent à droite. L'auscultation révèle seulement des râles sous-crépitants vers la pointe de l'omoplate droite.

Le 14 octobre, T. : 41°4, le point de côté persiste : matité de la base droite.

Le 18 octobre, la matité persiste, on procède à une ponction exploratrice qui reste blanche.

Le 20, les signes d'épanchement s'accentuent et la température reste à 39 degrés.

Le 21, deuxième ponction qui ramène du pus.

Examen du pus: streptocoques et staphylocoques.

Le 22 octobre, on transporte la malade dans le Service de M. le Dr Gayet qui fait une pleurotomie avec résection costale suivie de drainage avec le tube de Cavaillon.

Le 17 novembre, la température, qui était tombée depuis l'intervention, remonte à 40 degrés, et l'écoulement du pus ne se fait pas par le tube.

M. le Dr Gayet procède à une exploration de la cavité et rompt les adhérences causes de la rétention.

Le 27 novembre, la température est à 37 degrés, on change le mode de drainage.

Le 6 décembre, la plaie est presque cicatrisée.

La malade quitte l'hôpital complètement guérie le 15 décembre.

Parfois même on assiste à la transformation d'un épanchement séreux en épanchement purulent.

Observation XVII

S..., Denise, vingt-trois ans. Entrée le 11 décembre 1918.
Père et mère vivants et bien portants.

Huit frères ou sœurs, dont deux morts à la guerre, les autres bien portants, sauf cependant une sœur plus âgée qui aurait eu des hémoptysies.

Antécédents personnels. — Typhoïde à dix ans, suivie d'une affection nerveuse indéterminée. Ensuite, excellente santé.

La maladie actuelle a débuté très brusquement par de la céphalée et une brusque élévation de température (40 degrés).

A l'examen, T. : 38°6.

Rien au poumon.

Rien au cœur.

Albuminurie légère.

La malade se plaint d'une lassitude extrême et d'une grande courbature. Lèvres cyanosées.

On fait un abcès de fixation.

Le 15 décembre, grosse élévation thermique.

A la base droite : râles fins de congestion. Submatité. Point de côté. Grosse dyspnée.

Le 18 décembre, l'abcès de fixation n'ayant rien donné, on en pratique un autre.

Le 30 décembre, température toujours élevée, mais avec rémission matutinale.

Matité franche à la base droite.

Ponction exploratrice: liquide clair. On évacue, 1.500 centimètres cubes.

Le deuxième abcès de fixation pris.

Le 9 janvier, la température prend le caractère hectique : une ponction exploratrice reste blanche. La matité à la base droite reste la même.

Ventouses scarifiées.

Le 27 janvier 1919, la température est toujours du même type, faisant songer à une suppuration pleurale. Les signes d'auscultation restent les mêmes. La matité persiste : souffle pleurétique au niveau de la pointe de l'omoplate droite. Nouvelle ponction exploratrice négative.

Le 2 février 1917, toujours la même température. Mêmes signes d'auscultation. Matité toujours franche. Nouvelle ponction toujours négative.

Le 6 février, situation non modifiée. Nouvelle ponction qui ramène un peu de pus franc, verdâtre, sans odeur. La malade est transportée chez M. le Dr Gayet qui pratique une pleurotomie avec résection costale et drainage au tube de Cavaillon.

Le 17 février, la température restant élevée et présentant toujours de grandes oscillations, on installe quatre tubes de Dakin, à travers l'incision de pleurotomie.

La température s'abaisse les jours suivants.

Actuellement, la malade est en bonne voie de guérison.

Observation XVIII

M..., Ali, prison militaire de Lyon. Entré le 8 juin 1918 à l'hôpital Desgenettes.

Depuis dix jours, points douloureux dans les deux côtés du thorax, surtout à gauche. Pas de dyspnée. Le malade se promène sans difficulté.

A la base gauche, voussure, matité et suppression des vibrations jusqu'au milieu de l'omoplate. A ce niveau, souffle doux, lointain, quelques râles de congestion aux sommets, égophonie.

Diagnostic : Pleurésie gauche. Entéro-péritonite.

Toux fréquente, quinteuse, quelques crachats nummulaires.

En avant, sous la clavicule gauche, tympanismé élevé, presque matité. On ne sent pas la pointe du cœur, mais le maximum des bruits est reporté un peu à droite, à 1 ou 2 centimètres du sternum.

Pas d'albumine.

Le 4 juillet, état fébrile peu modifié. L'épanchement est peu modifié également. Cependant, la matité est moins absolue et les vibrations moins complètement abolies.

Le 6 juillet, ponction qui donne issue à 700 ou 800 grammes de liquide séreux, de couleur rougeâtre.

Le 7 juillet, brusque frisson avec élévation de la température (40°8). Au niveau de l'omoplate, souffle tubaire et foyer de râles crépitants. Signes d'épanchement persistant dans le tiers inférieur.

Cœur faible mais régulier à 130.

Matité sous la clavicule, mais persistance de l'espace de Traube.

Le 1er août, ventre très ballonné, zone de matité dans les flancs très douloureux à la pression. Pas de diarrhée, pas d'ascite.

Le 3 août, la température se maintient très élevée. Dyspnée.

Douleur thoracique très vive, voussure énorme de la base gauche.

Pouls très mauvais à 140. Mauvais aspect général.

Nouvelle ponction qui donne un liquide nettement purulent.

La malade passe en chirurgie.

Le 6 août. — Thoracotomie avec résection costale.

Tube de Cavaillon.

Le 3 septembre, exploration au doigt de la cavité pleurale où l'on ne trouve pas de fausses membranes : drainage au point déclive ne nécessitant pas, par conséquent, une nouvelle incision.

Examen du liquide au 11 juillet :

Teinte jaune avec léger dépôt fibrineux.

Culot faible, teinté de sang.

Forte réaction leucocytaire.

Lymphocytose pure.

Examen au 8 août, révèle la présence de streptocoques.

Le malade a guéri en deux mois et demi.

Nous avons déjà cité deux observations, dans lesquelles on peut également remarquer la transformation de l'épanchement (obs. IV et obs. VI).

Il faut noter que bien souvent les pleurésies purulentes grippales se présentent sous la forme de pleurésies enkystées, interlobaires ou pseudo-interlobaires. Ce qui rend parfois difficile la découverte de l'épanchement qu'on doit rechercher dans les parties les plus diverses du thorax, parfois très haut, jusque dans l'aisselle ou à la face antérieure de la poitrine.

Et cette situation assez fréquente des pleurésies purulentes consécutives à la grippe, est une gêne non seulement pour l'établissement du diagnostic précoce, mais encore pour l'institution d'un drainage vraiment effice au point déclive de l'épanchement.

Telles sont les principales formes que nous avons pu noter parmi les pleurésies purulentes observées par notre Maître.

Nous devons ajouter que ces pleurésies sont assez fréquemment bilatérales et que certains malades ont dû subir deux pleurotomies au cours de la même atteinte de grippe.

Parfois, alors que l'épanchement est purulent d'un côté, il est séreux de l'autre. C'est ce que nous montre, d'ailleurs, l'observation VI déjà mentionnée.

Nous verrons tout à l'heure que cette bilatéralité des lésions pleurales et la coexistence des lésions pulmonaires sous-jacentes aggravent considérablement le pronostic et peuvent être une cause d'hésitation dans l'indication de l'intervention.

CHAPITRE III

PRONOSTIC

En dehors même de la grippe, la pleurésie purulente est une maladie grave. Il semble que, compliquant une influenza, sa gravité soit encore plus marquée et son pronostic plus sombre.

C'est qu'en effet, alors que la pleurésie purulente classique s'établit et évolue quand la lésion pulmonaire qui lui a donné naissance a presque complètement disparu : à moins qu'elle ne soit elle-même primitive et non consécutive à une affection du parenchyme pulmonaire; la pleurésie purulente grippale, au contraire, coexiste la plupart du temps avec des phénomènes pulmonaires, souvent très intenses, parmi lesquels la pneumonie et la broncho-pneumonie sont les plus habituels. Ajoutons que ces phénomènes sont fréquemment bilatéraux et nous aurons une idée de la gravité que peut présenter une telle affection dans des conditions semblables.

Aussi, dans ces pleurésies purulentes, les malades meurent presque toujours d'asphyxie, due à leur broncho-pneumonie ou à leur congestion pulmonaire concomitante. Dans la pleurésie purulente classique, au contraire, ils meurent surtout d'infection et de septicémie et longtemps après l'intervention si elle a été pratiquée.

Dans les six cas de mort que nous comptons parmi les malades opérés par notre Maître, M. le professeur agrégé Gayet, deux sont dus à la bronchopneumonie concomitante (obs. VI et XXV), trois autres, à des pneumonies doubles. Enfin le sixième est imputable à une double lésion cardiaque grave.

D'ailleurs, il suffit de considérer le pourcentage élevé de décès chez les malades de ce genre, observés pendant la récente épidémie, pourcentage qui atteint parfois 50 à 60 pour 100.

Il est vrai de dire que toutes les pleurésies purulentes grippales n'ont pas la même gravité : il y a eu, semble-t-il, de grandes différences de virulence suivant les régions et les époques, à tel point qu'on a pu observer dans plusieurs cas, ainsi que nous le voyons dans quelques-unes de nos observations, des pleurésies purulentes dûment diagnostiquées qui ont guéri sans qu'on ait tenté la moindre opération.

C'est le cas de notre malade de l'observation XI déjà citée, chez lequel on peut penser que son épanchement s'était résorbé tout d'abord pour se reproduire plus tard.

Nous en avons deux exemples que voici :

Observation XIX

L...., Marie, vingt-cinq ans. Père vivant, mère morte de suite de couches. Un frère et trois sœurs en bonne santé.

Vers l'âge de quinze ans, la malade a eu des rhumatismes qui ont nécessité un repos au lit pendant trois mois environ.

A vingt ans, nouvelle poussée de rhumatisme.

Vers le 12 octobre 1918, la malade entre dans le Service de M. le Dr Bret, pour des douleurs abdominales.

Son cas paraissant chirurgical, elle est transférée dans le Service de M. le Dr Gayet le 21 octobre.

On constate une température en plateau au voisinage de 39 degrés.

La face est congestionnée, les douleurs du côté droit sont vives.

La paroi est empâtée et présente un état de défense marquée.

On fait le diagnostic d'abcès pérityphlique.

Le 22 octobre, laparotomie, incision de l'abcès et drainage avec des mèches et deux drains. On ne referme pas l'incision.

Le 7 novembre. La température, qui était descendue, remonte soudainement, elle atteint 39°5.

La plaie opératoire est en bon état et fait qu'on cherche ailleurs la cause de cette poussée fébrile.

La malade se plaint d'un point de côté.

A l'auscultation, submatité à droite; égophonie, pas de souffle; diminution des vibrations thoraciques.

Grandes oscillations avec exacerbation vespérale.

On pratique une ponction exploratrice qui donne un liquide orange, trouble, confirmant le diagnostic d'épanchement. .

Toutefois, l'état général de la malade se maintenant bon, on attend pour intervenir.

14 novembre. — Pendant six jours la température est restée élevée. Les symptômes s'effacent de plus en plus.

1er décembre. — La température est normale depuis deux ou trois jours.

La submatité a disparu ainsi que l'égophonie. Quelques frottements.

4 décembre. — La malade est considérée comme guérie et quitte l'hôpital.

L'observation suivante nous montre un malade dans le cas de celui de notre observation XI, qui avait résorbé un premier épanchement et a dû être opéré pour une récidive.

Observation XX

S..., Auguste, 2ᵉ classe, 37ᵉ R. I., dix-neuf ans. Entré à Desgenettes le 17 août 1918, avec le diagnostic de bronchite.

Excellente santé jusqu'à son incorporation en avril 1918.

A eu, il y a deux environ une contusion du côté gauche du thorax par coup de pied de cheval.

Pas d'antécédents héréditaires.

Hospitalisé quinze jours après son incorporation pour un refroidissement après une marche (point de côté à gauche, fièvre, frissons, oppression).

Évacué sur l'hôpital de Troyes le 7 juillet 1918.

On note des râles muqueux à droite.

A gauche, matité occupant les régions inférieure et moyenne. Râles humides dans la région du hile : souffle perçu très bas. Zone d'obscurité à la partie inférieure.

Le 6 août, à Troyes, une ponction exploratrice, ramène du pus (pneumocoques et streptocoques).

Le malade arrive à Desgenettes le 17 août, la ponction exploratrice ne ramène rien. Le malade est mis en médecine en observation (Service de M. le Dʳ Descos).

Depuis son arrivée, le malade présente une température subfébrile (37°8, 38°2). Il est très amaigri, a le teint livide, les muqueuses décolorées, se plaint de dyspnée, point de côté, toux.

Au poumon : bonne sonorité dans toute la hauteur à

droite, en avant et en arrière. Matité très franche à la base gauche en avant et en arrière. Vibrations perçues mais faibles. Respiration complètement abolie à cette base jusqu'à la partie moyenne de l'omoplate.

Au sommet, respiration soufflante sans râles.

À droite : respiration soufflante au sommet, sans modification du murmure vésiculaire à la base.

Le malade tousse quelque peu, ne crache pas.

A l'inspection : immobilité relative de l'hémithorax gauche à la partie inférieure.

Au cœur : pointe légèrement déviée à droite. Bruits rapides, soufflants.

Pouls régulier à 136, bien frappé.

Radioscopie : obcurité des deux tiers inférieurs du poumon gauche, l'opacité va en diminuant de bas en haut. On ne voit pas le diaphragme, le sinus est obscur, la paroi rétractée. Pas de déplacement du cœur. Le sommet du poumon est voilé à droite.

Augmentation de l'opacité de l'ombre du hile.

Le malade passe en chirurgie (Service de M. le Dr Gayet).

Le 24 octobre, on pratique une pleurotomie avec résection costale. On place un tube de Cavaillon.

La température se maintenant peu élevée, on enlève le tube de Cavaillon pour le remplacer par un drain de Delagenière le 9 novembre.

Le 17 novembre, la température est à 40 degrés. Rétention. On débride les adhérences.

Au bout de quelques jour, la température est redevenue normale et le malade est considéré comme guéri dans les premiers jours de décembre.

M. le Dr Lyonnet nous a cité également l'histoire d'un de ses malades qui confirme l'existence de ces cas de résorption spontanée d'un épanchement purulent.

Il s'agissait d'un grippé que M. le Dr Lyonnet ponctionne : la ponction ramène un liquide qui, examiné au microscope, se révèle comme une culture pure de streptocoques. Or, ce malade, suivi de très près, car on pensait à une pleurotomie éventuelle, guérit sans intervention et les symptômes révélateurs de l'épanchement pleural disparurent progressivement.

Ces cas heureux sont cependant l'exception, et il n'y faut pas trop compter.

Dans la grande majorité des cas, on a dû intervenir et nous verrons au chapitre suivant les résultats heureux obtenus par le traitement chirurgical dans des cas qui pouvaient cependant être considérés comme fort graves.

Quoiqu'il en soit, le pronostic de la pleurésie purulente grippale est toujours grave et, abandonnée à elle-même, elle se termine presque fatalement par la mort, sa gravité étant due surtout aux lésions pulmonaires qui évoluent concomitamment avec elle, et mettent parfois le malade en fort mauvaise posture pour subir une intervention chirurgicale.

CHAPITRE IV

TRAITEMENT CHIRURGICAL
DE LA PLEURÉSIE PURULENTE D'ORIGINE GRIPPALE

Nous avons dit au chapitre II combien les symptômes permettant de déceler une pleurésie purulente au cours de la grippe étaient parfois vagues et combien il était difficile souvent, même avec le secours de la ponction exploratrice, de se faire une idée exacte de l'épanchement pleural. Une ponction positive peut en effet être suivie d'une ou plusieurs ponctions blanches, et cela bien qu'on les ait faites sensiblement au même niveau.

C'est que, nous l'avons déjà dit, nombreuses sont les pleurésies enkystées ou pseudo-interlobaires, et M. le professeur Bérard a insisté à plusieurs reprises sur ce caractère fréquent des pleurésies purulentes grippales.

En général cependant, on établit assez rapidement le diagnostic. Mais alors faut-il, dès que l'on a reconnu l'existence d'un épanchement pleural et que la ponction exploratrice a montré que cet épanchement est

séro-purulent ou franchement purulent, faut-il de
suite recourir à l'intervention ?

Au cours de l'épidémie actuelle, les cas de pleurésies purulentes fort nombreux, nous l'avons dit, ont
permis aux médecins et aux chirurgiens de se faire
une idée de la difficulté qu'il y a parfois à affirmer ou
non la nécessité d'une intervention chirurgicale. On a
vu à plusieurs reprises des épanchements même no-
tables se résorber spontanément. Faut-il donc compter
sur cette résorption, faut-il attendre que le malade
présente un état grave pour se décider à intervenir ?
Faut-il au contraire intervenir dès que le diagnostic
de l'épanchement purulent est nettement établi ?

Si l'on considère l'amélioration notable et immédiate obtenue par l'intervention chirurgicale chez les
malades dont nous reproduisons ici les observations,
on est tenté d'affirmer d'emblée la nécessité ou plutôt
l'opportunité de l'intervention précoce.

On peut cependant, dans certains cas particulièrement bénins où l'épanchement ne paraît pas abondant
et où le malade semble le supporter assez bien, on
peut, disons-nous, différer un peu l'intervention tout
en tenant le malade en observation rigoureuse pour
intervenir aussitôt si l'on constate une accentuation
des symptômes ou une aggravation de l'état général.

Quoi qu'il en soit, ces cas heureux sont si rares que
l'intervention précoce nous semble devoir rester la
meilleure conduite à tenir dans tous les cas.

L'indication étant posée et l'intervention jugée op-
portune, quel va être le traitement de choix ?

Là encore, l'épidémie récente a permis des recherches et des expériences fort nombreuses, soit pour le drainage de la cavité pleurale, soit pour sa désinfection rapide et le rétablissement précoce du fonctionnement du poumon et de son expansion du côté malade.

Nous ne passerons pas en revue tous les modes de traitement préconisés depuis des siècles pour l'évacuation et le tarissement des épanchements purulents de la plèvre.

L'opération de l'empyème est fort ancienne et est restée longtemps d'un pronostic très sombre.

En parcourant les traités déjà anciens, on retrouve l'ébauche de la plupart des procédés actuellement en honneur.

Au commencement du XIXᵉ siècle, ainsi que le rapporte Bouveret dans son remarquable *Traité de l'Empyème*, on avait tenté déjà de pratiquer l'antisepsie de la cavité pleurale au moyen d'antiseptiques très divers, et c'est à la pleurotomie antiseptique que l'auteur de ce traité accorde toute sa confiance.

Parmi les nombreuses méthodes indiquées par Bouveret pour le traitement de la pleurésie purulente, nous ne retiendrons que les deux qui nous paraissent avoir été employées de préférence pendant ces dernières années, savoir :

La méthode des ponctions simples sans injections ;

La méthode de l'incision large de l'espace intercostal avec ou sans lavages de la plèvre.

La première de ces deux méthodes a été employée dans quelques cas bénins ayant tendance à la résorption, mais, nous l'avons dit déjà, ces cas sont fort rares. Nous n'insisterons donc pas sur ce sujet et nous passerons de suite à la deuxième méthode qui est actuellement la méthode courante et comprend elle-même toute une série de procédés différents.

Il y a quelques années, le traitement par l'incision large consistait en une incision de l'espace intercostal avec ou sans résection costale, incision faite au point supposé le plus déclive et dans laquelle le chirurgien plaçait un ou plusieurs drains assez volumineux pour assurer le drainage. On plaçait sur le thorax un volumineux pansement qui absorbait le pus s'écoulant de la plèvre et que l'on changeait, suivant qu'il était nécessaire, une ou plusieurs fois par jour.

Ce procédé parait actuellement un peu en défaveur et a cédé la place à deux autres bien étudiés au cours de ces deux dernières années et qui semblent donner des résultats infiniment plus favorables.

Le premier de ces procédés consiste dans l'antisepsie rapide de la cavité pleurale au moyen de l'irrigation continue avec ou sans fermeture de l'incision thoracique.

MM. Depage et Janson d'abord, puis MM. Depage et Tuffier ont démontré à la Société de Chirurgie qu'il était possible d'obtenir la stérilisation rapide de la plèvre et de suturer secondairement l'orifice de pleurotomie.

Notre maitre a eu l'occasion de voir à la Panne, en janvier 1917, de beaux résultats obtenus de cette façon, et personnellement, dans le courant de 1917, il l'a appliqué avec utilité pour les cas de pleurésies purulentes consécutifs à l'extraction de projectiles.

D'autre part, depuis l'épidémie de grippe, notre maître l'a appliqué quelquefois pour des cas dont la désinfection traînait ou qui présentaient des fausses membranes incessamment récidivantes.

Il est certain que le Dakin a une action dissolvante sur ces paquets d'étoupes qui obstruent tous les drains et tendent à faire des cloisonnements désastreux pour le drainage de la cavité. Nous citerons à cet égard notre observation XVII déjà mentionnée. En voici un nouvel exemple :

OBSERVATION XXI

P..., Louis, sous-lieutenant, 6ᵉ Colonial. Entré le 27 juillet 1918 à Desgenette pour paludisme ancien, grippe, douleurs thoraciques gauches très violentes.

T. : 40 degrés.

Mobilisé en 1914. Envoyé au Cameroun jusqu'en juin 1916.

Rapatrié pour paludisme aigu.

Repart en Orient le 20 février 1917. Évacué en juillet 1917 pour blessure de la jambe gauche. Rejoint son dépôt le 9 novembre 1917.

Le 13 juillet 1918, se plaint d'un point de côté violent, à gauche, avec forte fièvre.

Reste chez lui jusqu'au 27 juillet, date de son hospitalisation à Desgenettes.

A l'entrée, T. : 39°5, souffre toujours du côté gauche à l'extrême base du thorax sur la ligne axillaire.

Poumons : Respiration normale sans râles ni souffle, ne tousse pas, n'expectore pas.

Rien au cœur.

Langue un peu saburrale.

28 juillet. — T. 38°5. La douleur du côté gauche s'est presque calmée.

30 juillet. — Râles sous-crépitants et matité à la base gauche avec vibrations conservées mais peut-être diminuées.

3 août. — La température est remontée depuis hier. Douleur très légère à la base gauche. Le malade accuse une douleur de l'épaule et du creux sus-claviculaire gauche, s'irradiant parfois dans le bras.

Radioscopie : Pas de signe d'épanchement : hémidiaphragme gauche un peu déformé, diminution de la transparence au-dessus (congestion avec légère pleurite).

A signaler : nombreux petits fibrômes sous-cutanés ayant commencé à paraître il y a deux ans.

29 août 1918. — Pleurésie purulente.

Pleurotomie simple. Tube de Cavaillon.

19 septembre 1918. — Résection de la côte située au-dessous de l'orifice de pleurotomie, agrandissement de celui-ci dans tous les sens. Le doigt introduit perçoit le poumon fixé au diaphragme par des adhérences remplissant presque complètement la cavité. Un tube de drain est placé sur le diaphrame, un autre dans la gouttière vertébrale, mèche de gaze dans la cavité. Installation d'irrigation au Dakin.

Examen du liquide pleural : staphylocoques.

Le dernier drain a été enlevé le 10 novembre 1908. Le malade est complètement guéri.

M. le professeur Bérard applique ce procédé avec succès.

Il a, en outre, ajouté à l'irrigation discontinue, un drainage en un point qui serait le point déclive de la cavité pleurale.

Ce point serait situé sur la ligne axillaire antérieure. M. le professeur Bérard fait une contre-incision en ce point qui ne peut être déterminé de façon précise que par l'exploration de la cavité pleurale au doigt ou à la pince, à travers l'orifice de pleurotomie postérieure qui est pratiqué dans le VIIe ou le VIIIe espace. Il obtient ainsi un lavage parfait de la cavité et du cul-de-sac antérieur qui, dans la position assise donnée au malade est bien, en effet, le point déclive de l'empyème.

L'irrigation est faite au moyen de tubes de Dakin, introduits par l'incision postérieure; l'incision antérieure servant d'orifice de décharge est munie de deux gros drains en canons de fusil.

Il ne s'agit là, bien entendu, que des empyèmes de la grande cavité ; le point déclive pouvant être, pour les épanchements enkystés, en un point quelconque du thorax que seules la percussion minutieuse et la ponction exploratrice pourront préciser.

Et puisque nous parlons de la ponction exploratrice, notons que ces ponctions restent souvent blanches parce qu'elles sont pratiquées avec des aiguilles à lumière insuffisante, le pus est souvent épais, parfois grumeleux et ne peut pénétrer dans la seringue. On prend une aiguille de fort calibre, et l'on obtient du pus.

Nous en avons un exemple typique dans le malade de notre observation XI.

La plus grande préoccupation du chirurgien, après une pleurotomie, est actuellement de faciliter l'expansion du poumon et de lui restituer le plus vite possible son jeu normal.

Au moment où la plèvre pariétale, largement ouverte, laisse s'écouler le pus, le poumon était refoulé plus ou moins suivant l'importance de l'épanchement et remonte vers la partie supérieure de la cage thoracique puisque le liquide, obéissant à la loi de Newton, occupe la partie basse du thorax.

A mesure que s'écoule le pus, le poumon recevant la pression de l'air inspiré par le malade et subissant, d'autre part, une décompression, du fait même de l'écoulement du pus à l'extérieur, le poumon, disons-nous, tend à se rapprocher de la paroi en suivant la marche descendante du niveau de l'épanchement, et comme aspiré par le vide produit par l'abaissement du liquide.

Tout cela est fort bien tant que l'écoulement du pus empêche l'entrée de l'air extérieur par l'orifice de pleurotomie ; mais quand la pression de l'air extérieur, aidée par les mouvements d'inspiration du malade, devient supérieure à celle du liquide expulsé, cet air extérieur fait irruption dans la cavité pleurale dont il va occuper peu à peu la totalité en commençant par la partie supérieure vidée de liquide. Ainsi se trouvera rétabli l'obstacle à l'expansion du poumon ; obstacle constitué non plus par le pus mais par l'air.

Le poumon sera donc immobilisé dans la position qu'il occupait alors qu'existait l'épanchement, ou dans une position voisine et, à la longue, s'entourera d'une coque fibreuse qui le tiendra définitivement captif, nécessitant si l'on veut lui rendre sa mobilité, l'opération, décrite par Delorme, de la décortication pulmonaire, opération longue et difficile.

Il y a donc tout avantage à éviter l'immobilisation du poumon par un pneumothorax consécutif à la pleurotomie.

Nous venons de voir un des principaux procédés adoptés depuis ces dernières années, celui de la stérilisation de la cavité pleurale par les antiseptiques et, notamment, par le Dakin : cette méthode a pour but à la fois de dissoudre les adhérences déjà formées, et d'empêcher la formation de nouvelles brides fibreuses, de tarir rapidement l'écoulement, d'obtenir enfin la fermeture aussi précoce que possible du thorax, supprimant ainsi les principales causes qui s'opposent à l'expansion pulmonaire.

Mais il est un autre procédé qui tend à supprimer lesdites causes avant même la cicatrisation de la plaie de pleurotomie et, dès le début même du traitement. C'est le drainage continu avec ou sans aspiration, mais avec interposition d'un liquide ou de toute autre matière faisant soupape et s'opposant à l'entrée de l'air extérieur sans gêner en rien l'écoulement du pus.

De nombreux dispositifs ont été imaginés dans ce but : nous ne passerons pas en revue tous les systèmes de soupapes employés depuis fort longtemps par de nombreux chirurgiens : ces soupapes, pour la plupart en verre ou en métal était trop souvent encrassées par le pus épais des empyèmes et ont été, pour cette raison, rapidement abandonnées.

Un système fort ingénieux imaginé par Thiersch en 1889, consistait en un drain ordinaire portant à son extrémité libre un tube à parois de caoutchouc très minces, assez semblable, par conséquent, au drain employé depuis quelques années sous le nom de drain de Delagenière.

A côté de ces systèmes à soupape, nous devons mentionner les procédés d'aspiration continue, plus difficiles à réaliser, mais certainement plus parfaits puisqu'ils aident à l'expansion du poumon en aspirant en quelque sorte celui-ci, et en l'attirant vers la paroi.

En 1872, M. le professeur Gayet père, drainait un cas de pleurésie purulente par un ingénieux système d'aspiration continue constitué par deux réservoirs communiquant entre eux par une portion rétrécie, à la façon d'un sablier. Un liquide passant d'un réservoir dans l'autre produisait l'aspiration. On retournait le système des réservoirs toutes les deux heures. Il obtint ainsi un très beau succès.

La trompe à eau a servi également au drainage continu, mais elle demande une installation spéciale.

Notre Maître a adopté, au cours de la récente épidémie de grippe, un procédé de drainage continue comprenant deux étapes successives.

Immédiatement après la pleurotomie, on place un tube spécial que nous décrirons plus loin sous le nom de tube de Cavaillon, tube qui permet un drainage continu à l'abri de l'air extérieur, facilitant, par une sorte de siphonage, l'évacuation du pus et celle de l'air qui a pu pénétrer dans la cavité pleurale au cours de l'intervention : empêchant, par l'interposition d'un liquide, l'irruption de l'air extérieur.

Quelques jours après, six à huit jours ordinairement,

on remplace le tube de Cavaillon par un drain à soupape permettant au malade de se lever et de rendre plus complet le jeu de son poumon..

Nous allons décrire successivement les deux étapes de ce traitement : nous donnerons pour chacune une description aussi nette que possible des tubes employés et dont nous avons essayé de rendre ici la physionomie ; nous indiquerons ensuite la technique opératoire telle que nous l'a enseignée notre Maître.

Le tube que nous reproduisons ici (fig. 1) fut imaginé par Cavaillon qui le destinait aux anus contre-nature ; mais ce chirurgien ne put longtemps l'expérimenter car il mourut prématurément.

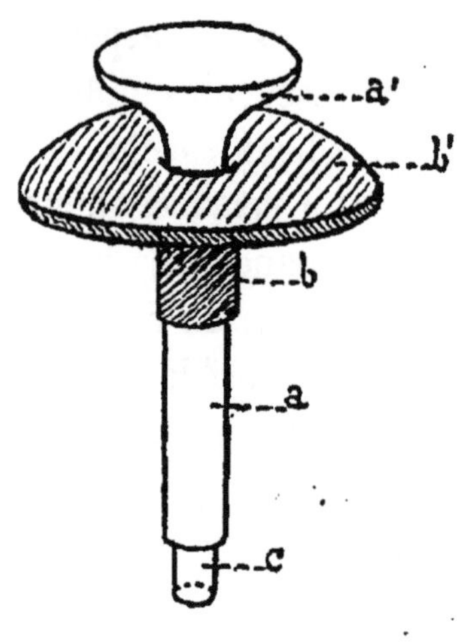

Fig. 1.

M. le Dr Vignard eut l'idée d'adapter ce tube au drainage des épanchements purulents de la plèvre ; il ajoute à ce tube un dispositif permettant de pratiquer une aspiration en cas d'obstruction du tube. Nous verrons plus loin cette modification.

Le tube de Cavaillon se compose essentiellement de deux parties, unies, entre elles, par un index en verre : une partie, dite tube pleural, qui établit la communication entre l'intérieur de la cavité pleurale et la deuxième partie, dite tube-siphon, dont l'extrémité libre trempe dans un bocal contenant un liquide antiseptique.

Le tube pleural se décompose lui-même en deux segments : l'un, que nous appellerons le segment mâle, formé d'un tube à parois épaisses, de 10 à 12 centimètres de longueur et d'un diamètre de 1 centimètre environ (fig. 1 *a*), est termimé, à une extrémité par un pavillon (fig. 1 *a'*) de 5 centimètres de diamètre ; l'autre segment, segment femelle, composé d'un tube (fig. 1 *b*) plus court, moins épais et portant un pavillon de 8 centimètres environ de diamètre (fig. 1 *b'*). Le diamètre intérieur de ce segment est un peu inférieur au diamètre externe du premier, de façon que celui-ci ne pénètre dans celui-là qu'à frottement dur, et que l'étanchéité soit parfaite entre les deux.

Le tube-siphon est constitué simplement par un tube ordinaire de caoutchouc rouge à paroi résistante, d'un calibre égal à celui du segment mâle du tube pleural, et de 1 mètre environ de longueur. Il est raccordé au premier par un index de verre (fig. 1 *c*) et son extrémité libre trempe dans un bocal contenant un liquide antiseptique.

Sur le trajet de ce tube-siphon, M. le Dr Vignard a placé une poire aspiratrice, située entre deux robinets en ébonite, qui permet, en ouvrant et fermant alternativement l'un et l'autre des robinets et pressant sur la poire, de pratiquer une aspiration quand l'écoulement du pus se fait mal ; on transforme ainsi le tube en un véritable aspirateur de Potain.

M. le professeur agrégé Gayet emploie le tube pleural muni du tube-siphon sans l'adjonction d'aucune poire aspiratrice. Voici la technique opératoire :

Le malade est placé dans la position habituelle : assis, penché en avant et faisant le gros dos afin de faciliter l'exploration de ses espaces intercostaux.

On détermine autant que possible, à la percussion, le point déclive de l'épanchement. On fait en ce point une ponction exploratrice avec une aiguille d'assez gros calibre et, si l'on ramène du pus, on incise en ce point.

La situation de ce point déclive a été fort discutée ces derniers mois encore et deux principales communications faites : l'une par M. Chevrier, dans la *Presse médicale* du 9 janvier 1919, l'autre par M. le professeur Bérard à la Société médico-chirurgicale de la XVIe Région concluent, après des recherches anatomiques et radioscopiques, à deux situations extrêmes. M. Chevrier place le point déclive de la plèvre dans la gouttière costo-vertébrale ; M. le professeur Bérard le place sur la ligne axillaire antérieure.

Pour notre part, nous croyons, et ces divergences tendent à le prouver, que le point déclive ne peut être situé anatomiquement de façon précise : d'ailleurs, les deux auteurs précités le déterminent en pratique au moyen de l'exploration digitale à travers un premier orifice de pleurotomie.

Avant d'inciser, on fait une anesthésie locale à la cocaïne ou à la novocaïne : cette anesthésie est, en effet, généralement très suffisante, surtout dans les cas, fort nombreux chez les grippés, où il existe des lésions pulmonaires du même côté ou du côté opposé ou encore bilatérales, qu'aggraverait une anesthésie générale. Elle permet, en outre, une exploration suffisante de la cavité pleurale.

L'anesthésie faite, on incise au point choisi, on dénude la côte à réséquer, à la rugine, sur une longueur de 1 cm. 1/2 à 2 centimètres.

Cette résection costale, dont l'opportunité a été fort discutée et l'est encore actuellement, a paru à notre Maître infiniment préférable à la pleurotomie simple. Dans quelques cas, Notre Maître avait tenté de ne pratiquer que la pleurotomie, et il a dû, secondairement réséquer une côte, le drainage se faisant mal et le malade, en bougeant ou se plaçant dans certaines positions pinçant son tube et en obturant assez la lumière pour la rendre imperméable au pus.

C'est le cas du malade de notre observation XXI, déjà citée ; c'est aussi celui de la malade suivante :

OBSERVATION XXII

L..., Marie, dix-neuf ans. Pas d'antécédents héréditaires pathologiques.

La malade a eu, à l'âge de vingt-deux mois, des phénomènes méningitiques et une fièvre typhoïde dont elle s'est parfaitement guérie.

Vers quatorze ans, un lupus débutant sur la joue gauche, pour lequel elle ne s'est fait soigner que le 1er octobre 1918, date à laquelle elle entre à la clinique de dermatologie de M. le professeur Nicolas.

Le 9 octobre 1918, début de grippe qui nécessite, le 15 octobre, son transfert dans le Service de M. le Dr Chattot.

Deux jours après, le 17 octobre, en raison d'un l'épanchement pleural qui s'est déclaré à gauche et dont le diagnostic est confirmé par une ponction exploratrice permettant de retirer un liquide citrin légèrement louche, on fait passer la malade dans le Service de M. le professeur agrégé Gayet.

Le 18 octobre, on pratique, sous anesthésie locale, une pleurotomie sans résection costale. L'intervention ne donne lieu à aucun incident et permet l'écoulement abondant d'un liquide trouble. Un tube de Cavaillon est placé dans l'incision opératoire.

Pendant les jours suivants, la température a tendance à descendre. Les grandes oscillations de la période précédente disparaissent et, pendant deux jours, la température se maintient, matin et soir, au-dessous de 39 degrés.

Le 26 octobre, les grandes oscillations réapparaissent. Le soir, la température avoisine 40 degrés. Il semble que le drainage se fait mal et on décide une nouvelle intervention après une période d'attente de cinq jours.

Le 31 octobre, on pratique la résection costale.

Le 6 novembre, la température a baissé. On change le système de drainage et on place un drain de Delagenière.

A partir de ce moment, la température se maintient à 38°4 le soir.

Le 15 novembre, la température remonte légèrement pour atteindre 38°5.

On trouve la cause de cette poussée fébrile dans la présence d'un abcès de fixation qui avait été fait le 15 octobre.

Le 16 novembre, on incise l'abcès d'où s'écoule un pus grumeleux très fétide.

A partir de cette date, la température descend régulière-
ment.

Le 19 novembre, la température s'est installée au-dessous
de 38 degrés. La malade va bien, mange et se lève.

Nous croyons que les avantages de la résection
costale, qui permet un drainage beaucoup plus parfait
que la pleurotomie simple, peuvent contrebalancer
largement les inconvénients de cette résection, surtout si l'on a soin de limiter rigoureusement la dépé-
riostation de la côte à la portion à réséquer.

La costotomie faite, on incise la plèvre pariétale,
le pus s'écoule abondamment, modéré, cependant,
par la main qui commence à explorer la cavité pleurale. On cherche à se rendre compte de la forme de la
cavité, à reconnaître les diverticules qui peuvent s'y
trouver, à briser les adhérences qui peuvent cloi-
sonner certains de ces diverticules, à extirper les
fausses membranes, soit à la main, soit au moyen de
pinces ou d'écouvillons formés d'un tampon de gaze
monté sur une pince longue, soit encore en faisant
tourner le malade afin d'amener ces fausses membranes à l'orifice de la pleurotomie ou à son voisinage
où la main pourra les saisir.

Ceci fait, on saisit le tube pleural, ou plutôt le
segment mâle de ce tube, par son pavillon, et, en
plissant celui-ci, on le fait pénétrer dans la cavité
pleurale où, abandonné à lui-même, il reprend sa
forme et obture en partie l'orifice de pleurotomie. On
glisse alors le deuxième segment par-dessus le premier jusqu'à ce que son pavillon s'applique exactement

contre la paroi thoracique. Cette paroi se trouve ainsi incluse entre les deux pavillons du tube qui obturent toute la portion de l'orifice de pleurotomie qui n'est pas comprise dans la lumière du tube. On adapte alors le tube-siphon au moyen de l'index de verre et l'on place la partie inférieure de ce dernier dans le bocal précité. L'appareil est en place. Pendant les premières expirations, et à la faveur de quelques quintes de toux, on voit s'échapper, à l'extrémité libre du tube, une série de bulles d'air provenant de la quantité d'air extérieur qui a pu pénétrer dans le thorax au cours de l'intervention ; mais, désormais, la communication avec l'air extérieur est bien interrompue et l'expansion et le jeu du poumon ne seront plus entravés par le pneumothorax.

En outre de cet avantage, qui est le principal, il en est un fort appréciable aussi : le malade peut garder en place son pansement pendant un temps relativement long et tant que la température n'indique pas une nécessité de le changer. Ce procédé a donc encore l'avantage que le malade reste propre, ne souillant pas son lit, et n'infectant pas le voisinage comme on le voyait trop souvent autrefois.

Lorsque la température s'est abaissée, et que l'écoulement par le tube de Cavaillon s'est considérablement ralenti, on change le mode de drainage et c'est alors que M. le professeur agrégé Gayet emploie le drain connu généralement sous le nom de drain de Delagenière.

Ce drain est constitué par un drain ordinaire en caoutchouc rouge, à l'une des extrémités duquel est fixé, au moyen d'une ligature, un doigtier de baudruche (fig. 2). Ce doigtier est incisé d'un coup de ciseaux pour permettre l'écoulement du pus et, dans l'inspiration, il vient s'appliquer contre l'extrémité du tube, formant soupape et s'opposant à l'entrée de l'air dans la plèvre.

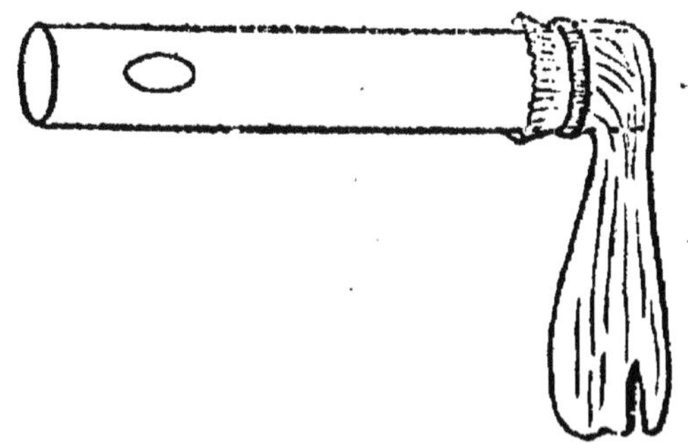

Fig. 2.

Il faut avoir soin de choisir un drain d'un diamètre aussi voisin que possible de celui de l'orifice laissé par le tube de Cavaillon, faute de quoi l'air pénétrerait dans la plèvre autour du tube, ainsi que cela est arrivé chez notre malade de l'observation ci-après; il se produit alors le pneumothorax que l'on désirait précisément éviter.

Observation XXIII

Ch..., Julien, dix-sept ans. Pas d'antécédents héréditaires pathologiques.

Bonne santé habituelle : fait à dix-sept ans le dur métier d'aide d'abattoir dans une atmosphère humide et au milieu des courants d'air.

Le 20 décembre, il doit s'aliter, atteint par la grippe. La température se maintient aux environs de 38 degrés.

Le 6 janvier, son médecin le fait diriger d'urgence sur un service de chirurgie avec le diagnostic de pleurésie purulente.

Le malade entre le 7 janvier 1919 dans le Service de M. le professeur Gayet.

Le 7 janvier au matin, on constate une dyspnée extrême, malgré une température plutôt basse, 37°2.

La percussion décèle à droite une zone de matité atteignant l'épine de l'omoplate.

Les vibrations thoraciques sont abolies.

A l'auscultation : abolition du murmure vésiculaire et une très légère égophonie au niveau de la VI° côte.

Une ponction faite dans le VI° espace intercostal droit ramène un liquide verdâtre nettement purulent.

On pratique une pleurotomie avec résection costale et on obtient 1 litre et demi de pus environ.

Drainage au moyen du tube de Cavaillon.

Le 11 janvier, le pus s'écoulant en très petite quantité, et la température demeurant voisine de 37 degrés, on remplace le tube de Cavaillon par un drain de Delagenière d'un diamètre de 1 centimètre environ.

Le 13 janvier, la température restant basse et le pus s'écoulant en quantité de plus en plus faible, on diminue le calibre du drain de Delagenière. Le nouveau drain était de 1 demi centimètre de lumière, donc, moitié du premier.

Le soir même, la température s'élève et reste élevée pendant trois jours.

Le 16 janvier, on remet le premier tube de Delagenière pensant que la température est due à un peu de rétention, par suite du très faible calibre du premier drain.

La température tombe aussitôt à 37°7, pour remonter ensuite au-dessus de 40 degrés.

On remet le tube de Cavaillon qui amène rapidement un abaissement de la température.

La recrudescence de la température était vraisemblablement due à ce que le tube de Delagenière avait été placé alors que l'incision de pleurotomie était encore béante, et, tandis que les pavillons du tube de Cavaillon empêchaient l'irruption de l'air dans la plèvre, le drain de Delagenière laissait pénétrer l'air de chaque côté.

Il s'était ainsi formé un pneumothorax, cause de l'élévation thermique, pneumothorax qui s'est rapidement résorbé par l'application nouvelle du tube de Cavaillon.

Le malade en question a de nouveau reçu un tube de Delagnière qui, cette fois-ci obture tout l'orifice. Il se lève et est en excellente voie de guérison.

Examen du liquide : streptocoques.

Parfois aussi le drainage se fait mal avec le tube de Delagenière, surtout si le pus est chargé de filaments ou de fausses membranes. C'est pourquoi il paraît préférable de drainer au début avec le tube de Cavaillon, dont le pavillon interne tapissant exactement la cavité pleurale continue en quelque sorte la surface de la plèvre pariétale et ne laisse pas de cul-de-sac comme un drain qui pénètre plus ou moins profondément dans la cavité.

En somme, le drainage, tel que le pratique notre Maitre, M. le professeur agrégé Gayet, présente, nous semble-t-il, toutes les garanties désirables. Les résultats obtenus par lui plaident d'ailleurs en sa faveur plus éloquemment que toutes les autres considérations.

OBSERVATIONS

Nous avons noté, au fur et à mesure que s'en présentait l'occasion, nos observations les plus typiques : nous allons transcrire ici les autres observations de malades opérés par notre maître, dont quelques-unes sont fort réduites par suite des difficultés qu'à apporté la guerre dans le fonctionnement régulier des services hospitaliers. Voici les quelques renseignements que nous avons pu recueillir :

Observation XXIV

P..., Sophie, vingt et un ans. Entrée le 3 octobre 1918 dans le Service de M. le Dr Bret, pour grippe.

Température 40°7. Facies bon, toux quinteuse, déchirante.

Pas d'antécédents héréditaires pathologiques.

La malade dit n'avoir jamais été malade antérieurement.

L'affection actuelle a débuté, il y a huit jours, par un frisson très fort qui se répéta le lendemain, accompagné de violente céphalée et de toux.

La malade était apyrétique à ce moment. Elle s'alite quelques jours, et essaie ensuite de reprendre ses occupations, mais est obligée de s'aliter à nouveau.

Actuellement, la malade respire difficilement, elle est un peu oppressée, mais non cyanosée.

Poumons : sonorité à peu près normale partout; pas de signes d'hépatisation, l'inspiration est très rude, même ronflante; l'expiration est courte. La toux est retentissante. Après la toux, on entend quelques râles humides disséminés.

Urines : pas d'albumine.

Les signes physiques se résument à de la rudesse du bruit respiratoire.

Pas de clangor de la sonorité, pas de râles, pas de signes d'hépatisation.

Pouls à 120, très régulier. Crachats sans caractères.

Le 8 octobre 1918. Pas de signes d'hépatisation. Obscurité dans les parties basses des lobes inférieures, quelques râles muqueux dans la partie moyenne.

Le 11 octobre. Point douloureux au niveau de l'épaule gauche.

Souffle tubaire à la partie moyenne de l'hémithorax gauche.

Le 12 octobre. Le souffle tubaire s'entend dans toute la hauteur du poumon gauche. Persistance du point douloureux.

Le 21 octobre. Persistance de l'état fébrile et des signes d'hépatisation dans le lobe inférieur gauche.

Ponction exploratrice négative.

Le 22 octobre. Mêmes signes physiques. Pouls à 140.

Le 30 octobre. Ponction qui ramène un demi-litre de pus.

Le 4 novembre, on fait une pleurotomie avec résection costale.

Tube de Cavaillon.

La température tombe et se maintient aux environs de 37°5.

La malade est revenue dans le Service de M. le Dr Gayet dans le courant de janvier : elle ne présente aucun phénomène résiduel et paraît bien définitivement guérie.

OBSERVATION XXV

D..., Marie, vingt-huit ans. Entrée pour état grippal le 26 octobre 1918.

La maladie a débuté brusquement, huit jours avant l'entrée à l'hôpital, par des céphalées, courbature fébrile, délire la nuit.

À l'arrivée, la malade est abattue, la respiration est gênée.

Pas de cyanose.

T. : 38°2 le matin, 39°9 le soir.

À l'examen, gros souffle et râles de retour dans le tiers inférieur de l'hémithorax droit.

Le 29 octobre, la température remonte brusquement, mais aucun phénomène pulmonaire nouveau n'est constaté.

La température redescend en trois jours à 37°5.

Le 3 novembre, nouvelle élévation brusque de la température. Teinte ictérique des conjonctives et des téguments.

Le 4 novembre, on note de la matité et de l'obscurité au-dessous du foyer pneumonique.

Ponction exploratrice : on retire quelques gouttes de liquide nettement purulent.

Pleurotomie : pus peu épais, pas de fausses membranes.

A partir du 5 novembre, la température, qui avait semblé céder après l'opération, présente de nouveau de grandes oscillations et remonte progressivement. La sonorité de l'hémithorax gauche est normale.

Le 9 novembre, l'ictère diminue. Le pus qui s'écoulait de la plèvre et qui était bilieux devient plus épais et perd sa coloration verdâtre.

L'état général de la malade semble aller en s'améliorant.

Le 13 novembre, tension artérielle 70/55. Pouls ample donnant au doigt l'impression d'une tension plus forte.

Le 14 novembre, la température diminue et paraît céder à l'injection dans la plèvre d'huile goménolée.

Le 19 novembre, depuis quelques jours, la malade présente dans tout le poumon gauche des râles de broncho-pneumonie, son pouls, filant, oscillait entre 130 et 150. Ce matin, il est à peine perceptible (on fait une injection de caféine). La malade est dyspnéique et commence à se cyanoser.

20 novembre. La mort est survenue hier à 3 heures de l'après-midi, après une crise de dyspnée intense.

OBSERVATION XXVI

M..., Eugène, dix-huit ans. Entré le 23 octobre avec un mauvais état général. On fait de suite un abcès de fixation.

Le 5 novembre, on pratique sous anesthésie locale, une thoracotomie avec résection costale. On place un tube de Cavaillon qui est remplacé, quelques jours plus tard, par un drain de Delagenière.

La température est tombée aussitôt après la pleurotomie et, après de légères oscillations, arrive à la normale.

Le malade est guéri dans les premiers jours de décembre.

OBSERVATION XXVII

R..., Pierre, 6e colonial. Blessé le 3 septembre 1914, évacué sur Morestel. Rejoint son dépôt.

Part pour les Dardanelles en avril 1915, et rentre en France en janvier 1916.

En Orient, le malade a contracté le paludisme,

Le 2 septembre 1916, nouvel accès de paludisme.

Envoyé à l'hôpital Desgenettes le 8 novembre 1918, avec le diagnostic suivant : Bronchite et paludisme. Pyopneumothorax.

A l'entrée, T. : 39°3. Accès à peu près quotidiens depuis une semaine.

Ronflements à peu près dans tout le poumon. Pas de râles muqueux. Légère albuminurie.

Le 13 novembre. Du côté droit, en avant et en arrière, matité généralisée avec diminution des vibrations à la base.

Au niveau de l'omoplate, gros râles muqueux mêlés de frottements. Souffle presque amphorique se retrouvant en avant. Pas de bruit d'airain.

Une ponction exploratrice ramène du pus.

Le malade passe en chirurgie.

Le 14 novembre. Pleurotomie avec résection costale. On place un tube de Cavaillon.

Le malade a été, les jours suivants, dans un état très satisfaisant.

Le 23 novembre, on remplace le tube de Cavaillon par un drain de Delagenière : la température ne s'est pas sensiblement élevée et le malade est actuellement en bonne voie de guérison.

On a fait lever le malade dès la mise en place du drain de Délagenière.

Examen du pus : streptocoques hémolytiques.

Le malade est guéri le 7 janvier 1919.

OBSERVATION XXVIII

T..., Louis, quarante-trois ans, chauffeur. Entré le 15 juillet 1918 avec une dyspnée intense. L'interne de garde prévenu pratique une thoracentèse d'urgence, évacuant à gauche 1 litre de jus épais.

Amélioration fonctionnelle immédiate.

Antécédents personnels : rhumatisme articulaire aigu avec poussées consécutives à peu près chaque année.

Réformé avant la guerre pour cardiopathie. Engagé volontaire, réformé au bout de sept mois pour congestion pulmonaire.

Depuis sept mois, le malade ne peut travailler, dyspnée d'effort considérable. État brusquement aggravé il y a environ un mois.

A ce moment, point de côté gauche, frisson et état général grave pendant une douzaine de jours.

Après une période d'amélioration de huit jours, les symptômes fonctionnels ont reparu plus intenses encore, décidant le malade à se faire hospitaliser.

16 juillet. Examen : poumons et plèvres : matité, obscurité et râles sous-crépitants de la base gauche.

Mêmes signes à la base droite avec matité remontant jusqu'à la pointe de l'omoplate. Ponction exploratrice à droite : liquide purulent.

Cœur : double souffle aortique. Tachycardie. Pas d'arythmie.

Foie hypertrophié, descend au-dessous de l'ombilic. Ictère des téguments et des muqueuses.

Rate très hypertrophiée ou descendue.

Urines : gros disque d'albumine.

Le même jour. Pleurotomie à droite (pus en abondance).

Le 18 juillet. Pleurotomie à gauche, liquide hémorragique sans purulence notable.

Orifice droit fermé fin décembre.

Orifice gauche : persiste une très légère fistule cutanée le 1er mars.

OBSERVATION XXIX

L..., Paul, cinquante-six ans. Opéré le 12 juillet 1918, sorti le 20 septembre 1918, guéri.

OBSERVATION XXX

E..., Marie, vingt ans. Opérée le 26 juillet 1918. Guérie.

OBSERVATION XXXI

G..., Elisa, vingt-huit ans. Opérée le 9 octobre 1918. Guérie.

OBSERVATION XXXII

R..., quarante et un ans. Opéré le 28 octobre. Décédé, pneumonie double.

OBSERVATION XXXIII

D..., quarante-trois ans. Opéré le 15 novembre 1918. Décédé, pneumonie double.

OBSERVATION XXXIV

R..., vingt-trois ans. Opéré le 27 novembre 1918. Guérie.

OBSERVATION XXXV

Algérien, Service des nerveux. Opéré le 3 décembre 1918. Guérison.

OBSERVATION XXXVI

A..., Léon, soixante-cinq ans. Opéré le 26 décembre 1918. Décédé, pneumonie.

OBSERVATION XXXVII

P..., Charles, 2e classe, 55e artillerie. Entré le 16 octobre 1918 pour grippe, à Desgenettes.
Pleurésie purulente droite, vomique le 6 décembre.
Opéré le 7 décembre 1918. Tube de Cavaillon.
Guéri le 15 janvier.

OBSERVATION XXXVIII

B..., Charles, aspirant, 159e artillerie. Entré pour grippe le 14 décembre 1918, à Desgenettes.
Pleurésie purulente opérée le 15 décembre. Tube de Cavaillon.
29 décembre. — Drain de Delagenière.
16 février 1919. — A la base, signe d'épaississement pleural, submatité et matité. Au sommet : respiration normale ; partie moyenne ; contre la colonne, sur une zone large comme une pièce de 5 francs, souffle léger. Retentissement de la toux suivie de râles crépitants fins.
Bien guéri.

OBSERVATION XXXIX

G..., entré le 15 décembre à Desgenettes. Opéré le même jour. Tube de Cavaillon.
Drain de Delagenière le 22 décembre.
Guéri le 8 janvier.

OBSERVATION XL

Russe, entré à Desgenettes le 10 décembre 1918. Opéré le jour même de son hospitalisation.
Tube de Cavaillon.
Guéri le 9 janvier.

OBSERVATION XLI

S... Opéré le 22 décembre 1918 à Desgenettes.
Tube de Cavaillon.
Drain de Delagenière le 6 janvier 1919.
Guéri le 15 janvier 1919.

OBSERVATION XLII

R..., 268e R. I. Opéré à Desgenettes le 13 octobre, d'une pleurésie purulente du côté gauche.
Tube de Cavaillon.
Drain de Delagenière le 2 décembre 1918.
Guéri le 11 janvier 1919.

Nous voyons donc que les résultats obtenus par notre Maitre au cours de l'épidémie actuelle de grippe sont des plus satisfaisants.

Sur 12 malades porteurs de pleurésie purulente, nous ne notons que six cas de mort. Pourtant certains malades ont été amenés dans un état très alarmant, notamment notre malade de l'observation XXVIII qui présentait une pleurésie double et une double lésion aortique.

La plupart de ces malades ont guéri en moins de deux mois; quelques-uns même en moins d'un mois.

Nous pouvons signaler, parmi les plus beaux résultats, nos malades des observations suivantes :

Obs. I. — Opéré le 23 novembre 1918. Guéri le 15 décembre 1918. Vingt-deux jours.

Obs. VIII. — Opéré le 22 octobre 1918. Guéri le 21 novembre 1918. Trente jours.

Obs. XIII. — Malade dont on a enlevé le dernier drain le quinzième jour.

Obs. XXXIX. — Opéré le 15 décembre 1918. Guéri le 8 janvier 1919. Vingt-trois jours.

Obs. XL. — Opéré le 10 décembre 1918. Guéri le 9 janvier 1919. Trente jours.

Obs. XLI. — Opéré le 22 décembre 1918. Guéri le 15 janvier 1919. Vingt-quatre jours.

Nous joignons aux observations des malades précédents 15 observations qui nous ont été procurées par M. le Dr Violet et qui nous montrent également un résultat très satisfaisant obtenu par M. Violet par un procédé à peu près analogue à celui qu'a adopté notre Maître.

OBSERVATION I
(M. Violet).

B.. , Antoine. Entré le 28 juin avec un état général grave. Dyspnée, face violacée. Phénomènes asphyxiques. Pouls rapide. Signes d'épanchements à droite. Signes de bronchite à gauche. Ponction exploratrice : séro-pus.

Pleurotomie à la cocaïne. Drain à soupape. Il s'écoule un litre de liquide séro-purulent.

Suites opératoires : amélioration, mais persistance des phénomènes dyspnéiques. Malade maintenu à l'oxygène constant et traitement général. Constatation d'un épanchement gauche que la fonction exploratrice montre séreux.

L'état reste grave mais il y a une amélioration notable, le malade étant arrivé mourant.

Décès. Vérification : pleurésie séro-fibrineuse du côté opposé. Broncho-pneumonie bilatérale.

OBSERVATION II
(M. Violet).

B... Entré le 28 juin avec un gros épanchement droit.
Ponction exploratrice : liquide franchement purulent.

État général grave. Malade très infecté. Facies terreux, subictère, albuminurie. Pouls rapide.

Opéré le 28 juin. Pleurotomie sous anesthésie locale.

Drain de Delagenière.

Il s'écoule 3 litres de pus franc.

Suites : amélioration immédiate. Au bout de quarante-huit heures on a l'impression que le malade a une amélioration considérable. Température 37 degrés. Pouls à 100. Le malade a parfaitement guéri en deux mois.

Observation III
(M. Violet).

B... Entré le 28 juin avec un gros épanchement droit.

Ponction : liquide franchement purulent.

Etat général grave. Malade infecté. Facies terreux. Pouls rapide.

Opéré le 28 juin. Pleurotomie sous anesthésie locale.

Drain de Delagenière donne issue à 2 litres de pus franc.

Suites : amélioration de l'état général et des douleurs. La température tombe le lendemain à 37°5 pour ne plus remonter.

Le malade a guéri en un mois.

Observation IV
(M. Violet).

M... Entré le 28 juin avec des phénomènes pulmonaires graves, asphyxiques, signes d'épanchement droit.

La recherche du liquide exige des ponctions multiples ; enfin on retire un liquide séro-hémato-purulent : 1 litre.

Suites : amélioration de la douleur et de la gêne respiratoire. Pas de chute immédiate de température. T : 40°8.

Amélioration progressive de la température les jours suivants, 39°5. Mais le pouls est bon et tendu. Etat général excellent.

Le malade a succombé au septième jour. Vérification : pas de rétention pleurale, broncho-pneumonie diffuse avec noyaux multiples.

Observation V
(M. Violet).

C... Entré le 29 juin avec des phénomènes pulmonaires graves et des signes d'infection générale. Epanchement droit. Pouls à 120.

Ponction : liquide purulent.

Opéré le 29 juin. Pleurotomie sous anesthésie locale.

Drain à soupape. Il s'écoule 1 litre et demi de liquide séro-purulent, mais plutôt purulent.

Suites : amélioration de la température par oscillations progressivement descendantes. Pouls à 100.

Guérison au bout d'un mois.

Observation VI
(M. Violet.)

L... Entré le 29 juin avec des signes d'épanchement abondant.

Infection générale grave, T. : 40°5. Pouls 130.

Ponction : liquide purulent.

Opéré le 29 juin : Pleurotomie sous anesthésie locale.

Drain à soupape. — 2 litres de liquide franchement purulent.

Suites : pas d'amélioration immédiate, si ce n'est au point de vue douleur et dyspnée.

Amélioration au bout de trente-six heures. Pouls à 100. La température reste à 39 degrés. Cependant le malade a guéri en deux mois et demi.

Observation VII
(M. Violet).

R... Entré le 30 juin avec des signes de gros épanche-

ment droit et intoxication générale profonde. Subictère.
Facies terreux. Pouls rapide. Amaigrissement.

Ponction : pus franc.

Le 3o juin, pleurotomie sous cocaïne locale.

Drain à soupape. — Il s'écoule 3 litres de pus verdâtre,
fétide.

Suites : amélioration immédiate au point de vue douleurs, dyspnée et état cardiaque.

Reste encore avec un facies profondément infecté.

Le malade a très bien guéri en un mois.

OBSERVATION VIII
(M. Violet).

D... Entré le 28 juin avec des phénomènes pulmonaires.
Signes d'épanchement très limité à la base. Ponctions multiples négatives.

Une ponction ramène du pus.

Opération le 19 juin : pleurotomie négative. La plèvre
est ouverte, l'air fait irruption, pas de pus, pas d'épanchement. Tamponnement.

Suites simples. Le malade se trouve mieux.

Le 1er juillet, le malade souffre à nouveau. Nouvelle
ponction qui ramène un liquide séro-hématique qu'on retire
avec le Potain : 200 grammes environ.

Amélioration des douleurs. L'état général est bon.
Malade non inquiétant.

Le 13 juillet, radioscopie : épanchement.

Nouvelle pleurotomie, un espace plus bas et plus en
arrière.

Gros épanchement.

Le malade a très bien guéri.

OBSERVATION IX
(M. Violet).

L... Entré le 28 juin avec des signes d'épanchement léger.

Ponction : liquide séreux un peu trouble.
Non opéré, va très bien. T. : 37°5. Pouls à 90.

OBSERVATION X
(M. Violet).

B... Entré le 28 juin avec des signes d'épanchement léger.
Non opéré, va très bien.
1er juillet, température 36°9·

OBSERVATION XI
(M. Violet).

M... Entré le 29 juin avec des signes d'infection broncho-
pulmonaire graves. T. : 40°8.
Signes d'épanchement léger à la base gauche.
Ponctions exploratrices multiples négatives.
Oxygène.
Au 1er juillet, le malade va en s'améliorant.
3 juillet. — Opération. Gros épanchement purulent.
Le malade succombe trente-six heures après.
La vérification montre un noyau de broncho-pneumonie
diffuse du volume du poing sous-jacent à la séreuse
viscérale.

OBSERVATION XII
(M. Violet).

G... Entré le 29 juin avec des signes d'épanchement
léger à la base droite. Pas d'état général grave.
Ponction : liquide louche. Pas d'indication opératoire
1er juillet. — Frottements à la base droite. Résorption.
Le malade est parfaitement guéri.

OBSERVATION XIII
(M. Violet).

P... Entré le 30 juin avec des signes d'épanchement léger
à la base droite. État général pas grave.

Ponction : liquide séreux légèrement trouble. Évacuation du liquide avec l'aspirateur Potain.

Amélioration.

Rechute. Opération le 7 juillet. Mort trois ou quatre jours après.

OBSERVATION XIV
(M. Violet).

Mlle B..., vingt et un ans.

Grippe à forme de congestion pulmonaire gauche avec deux poussées en l'espace de douze jours.

Au dix-septième jour, la température ne tombe pas, le pouls reste rapide, la toux persiste.

Matité et disparition des vibrations à la base gauche.

Ponction exploratrice : pus.

Pleurotomie le lendemain matin sous anesthésie locale. Drain à soupape.

Guérison en vingt et un jours.

OBSERVATION XV
(M. Violet).

Mlle X..., seize ans. Vue pour la première fois avec des signes de gros épanchement gauche.

Œdème des membres inférieurs, albuminurie, bouffissure de la face. Pouls rapide. État grave.

Il s'agissait d'une malade soignée médicalement depuis un mois.

Opération sous cocaïne locale.

Drain de Delagenière.

Soulagement immédiat. Guérison inespérée en un mois et demi.

CONCLUSIONS

I. — L'épidémie récente de grippe a présenté, entre
autres particularités, une proportion considérable de
complications pleurales. La pleurésie purulente a été
des plus fréquentes et siège tantôt sur une seule
plèvre, tantôt des deux côtés. Bien souvent elle offre
l'aspect d'une pleurésie enkystée, suspendue ou
pseudo-interlobaire.

II. — Les micro-organismes rencontrés dans le
pus de l'épanchement ont été surtout le pneumocoque
et le streptocoque, ce dernier est presque constant,
seul ou associé.

III. — Bien que la pleurésie purulente grippale
offre souvent un haut degré de gravité, ainsi qu'en
témoignent beaucoup de statistiques, ce caractère
n'est pas constant. La série de cas que nous avons
observés donne un pourcentage de mortalité de 1 sur
7 cas.

IV. — Le traitement de l'empyème grippal doit
être précoce. Il doit éviter la formation et la per-

sistance du pneumothorax; la bilatéralité des lésions pulmonaires, parfois même pleuro-pulmonaires, exposant le malade à l'asphyxie si on ne rénd pas au plus vite son fonctionnement au poumon refoulé par l'épanchement.

V. — Ce but est atteint par l'emploi de tubes à siphon ou de tubes à soupape correctement appliqués au point déclive.

Dans les formes difficiles à désinfecter, l'emploi de l'irrigation au Dakin est un adjuvant très utile. Le lever précoce, les exercices respiratoires aideront à l'occlusion rapide de la fistule.

BIBLIOGRAPHIE

ANBRÉ, *la Grippe ou Influenza*, Toulouse, 1908.

BROUARDEL et GILBERT, *Traité de médecine et de thérapeutique*, fascicule IX, Baillière, 1914.

BOUVERET, *Traité de l'empyème*, Baillière, 1888.

BÉRARD et DUNET, Traitement des pleurésies purulentes par le drainage antérieur, l'irrigation continue et le lever précoce (*Société médico-chirurgicale de la XIVᵉ Région*).

BRESSOT, *Contribution à l'étude du traitement des pleurésies purulentes par le drainage continu* (thèse de Lyon, 1906).

CHARLES-BLOCH, *le Traitement chirurgical des épanchements suppurés de la plèvre par la stérilisation et la fermeture secondaire de la cavité après pleurotomie* (thèse de Paris, 1918).

CHEVRIER, Étude sur le drainage de la plèvre (*Presse médicale*, 9 janvier 1919).

DEPAGE et TUFFIER, Stérilisation et fermeture des suppurations pleurales après pleurotomie (*Bulletin de la Société de Chirurgie*, année 1917, p. 790).

LE FORT, Traitement des adhérences pleurales au cours des interventions thoraciques (*Bulletin et Mémoires de la Société de Chirurgie*, nᵒ du 18 juin 1918, p. 1036).

LEGENDRE, De l'indication et du pronostic opératoire dans les pleurésies purulentes grippales (*Presse médicale*, nᵒ du 16 janvier 1919, p. 22).

A. LACASSAGNE, A propos de l'épidémie de grippe (*Journal médical français*, nᵒ de janvier 1919).

Marion, Technique opératoire.

Phélip, *le Drainage de la grande cavité pleurale dans l'empyème* (thèse de Lyon, 1919).

Quénu, Delbet, Arron, Souligoux, Chaput, Modalités de l'intervention dans les pleurésies purulentes (*Bulletin et Mémoires de la Société de Chirurgie*, n° du 8 mai 1917, p. 998).

Tuffiér, Traitement des épanchements purulents de la plèvre (*Presse médicale*, du 26 septembre 1918, p. 497).

TABLE DES MATIÈRES

Lyon — Imprimerie A. Rey, 4, rue Gentil. — 17205

www.ingramcontent.com/pod-product-compliance
Ingram Content Group UK Ltd.
Pitfield, Milton Keynes, MK11 3LW, UK
UKHW020946140726
13695UKWH00003B/1233